Perché sei Speciale

Vittorio Luther Laremi

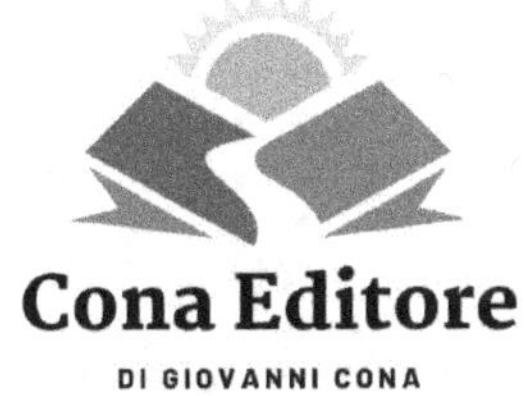

Cona Editore

DI GIOVANNI CONA

PREFAZIONE

"Perché sei speciale" è una storia che nasce da un conflitto interiore, il bisogno di un padre che ha scoperto di essere gravemente malato e vede nelle lancette del tempo un nemico da combattere, non tanto con la paura di un uomo che deve affrontare la morte, ma nella preoccupazione di un padre che sente di dover lasciare le ultime parole a suo figlio.

Queste ultime parole nascono direttamente dal cuore e, a scanso della retorica, non si focalizzano nel dispensare assoluti, ma nel manifestare dubbi e ragionamenti che potranno essere utili al figlio nel percorso della sua esistenza.

Questo libro è un viaggio nelle emozioni e nei ricordi, sono pagine che non hanno tempo, che sono valide in qualunque epoca e in qualunque contesto.

Editare questo libro per me è stato molto affasciante, e sono certo che ogni lettore si sentirà più ricco alla fine di questo viaggio.

Michele Marino

DEDICA

A te, figlio mio, che qui ho chiamato Ettore, il più umano di tutti i grandi Eroi Greci.

A te moglie e compagna mia, che qui sei Giovanna, come quella campionessa di coraggio e passione d'Orléans, risollevatrice di destini, mai doma, mai perduta.

A tutti gli uomini che hanno passato o stanno vivendo la battaglia contro il carcinoma della prostata, il male più infido e cattivo che esista perché mina l'essenza di sentirsi uomini.

Possiate non mollare mai nel pulsare d'amore e di passione nella vostra vita.

1 LA STRADA DELLA VITA

Caro Ettore, figlio mio,

Hai 16 anni, sei un ragazzo molto sveglio, sei perfettamente in grado di leggere queste pagine che dedico a te, con una spinta di cuore che non immagini, che regge pensieri e intenzioni.

Le pagine che leggerai sono la raccolta di un desiderio ed una storia.

Il desiderio è quello di lasciarti qualcosa che possa avere un qualche valore non se preso alla lettera, ma se fatto tuo.

La storia è quella che mi accompagna man mano durante la mia cura del cancro, che mi hanno diagnosticato abbastanza all'improvviso non molto tempo fa.

Scriverti mi aiuta ad affrontare questi giorni di battaglia contro Strunzus, che è il nome che ho affibbiato a quell'idiota di malattia che mi ha colpito. E' proprio idiota sai.

Pensa che fa di tutto per eliminare l'organismo che la ospita, col risultato di venire poi lei stessa annientata dall'esito fatale che tesse giorno per giorno.

Questo naturalmente se non glielo impedisci. E io ho tutta l'intenzione di impedirglielo.

Questa dinamica mi ricorda tanto noi Umani nel rapporto che abbiamo con la Terra che ci ospita.

A volte ci ho pensato che forse siamo un cancro per la nostra madre Terra. E' un pensiero pessimista e negativo, lo so, eppure non trovo molti appigli per confutarlo.

Però anche lì ci sono azioni possibili per impedire che questo tumore risulti fatale per il pianeta e dunque anche per noi stessi.

Quando ero piccolo parlavo tantissimo con mio nonno Sandro, il papà di mia mamma.

Viveva con noi perché era vedovo. In realtà non proprio con noi, ma in un appartamento dello stesso stabile in cui avevamo il ristorante di famiglia.

Sopra al ristorante abitavamo noi, e in un appartamento adiacente, mio nonno. Ricordo molto bene le passeggiate che facevamo nei prati e nei boschi lì intorno. Spesso si andava a funghi o a lumache.

Ci svegliavamo anche presto la mattina per andarci sul finire dell'estate o nei primi giorni di ottobre. C'era un sentiero che portava proprio dentro al bosco e diventava sempre più impervio man mano che si proseguiva.

Aumentavano anche i rami che lo ostruivano e insomma in quel pezzo facevamo più fatica.

Ad un certo punto però, al centro del bosco, c'era una piccola radura senza alberi.

Un quadrato quasi perfetto dove cresceva più rigogliosa l'erba e migliaia di fiori in primavera ed estate creavano davvero l'effetto di un tappeto magico, vivente e pieno di colori.

Io un giorno dissi al nonno:*"che fatica nonno però arrivare fin qua con quel sentiero. Pensa che bello se facessimo una strada che si potesse percorrere anche in macchina"*.

Mio nonno Sandro si fermò e mi indicò un punto alle mie spalle. Mi voltai a guardare e in quel momento sentii sulla nuca bussare con le nocche di due dita.

Non mi fece male ma sentii quelle due batacchiate sulla zucca. Con una mano in testa mi voltai subito a guardarlo tra l'offeso e lo stranito.

"C'è qualcuno lì dentro?" domandò mentre tutto intorno le foglie si muovevano mosse dalla brezza.

"Ma..."

"Niente, ma!" Disse. *"Se c'è qualcuno lì dentro sappia che se **in un posto come questo ci porti le macchine hai distrutto questo posto**."*

Era serio, mica scherzava.

*"Vuoi che arrivino qui a fare i picnic a pasquetta o a giocare al pallone e buttare le cartacce da ogni parte? **Ti ricordi l'anno scorso quando***

abbiamo sorpreso quel gruppo di caprioli?"
Timidamente, ancora massaggiandomi la testa dissi di si.

"Ecco", disse, *"Porta qui le macchine e invece dei caprioli vedrai un prato che diventa un parcheggio."*

Quel piccolo ma intenso scambio con mio nonno Sandro mi fece tanto riflettere su cosa vuol dire rovinare la natura, non averne rispetto.

E' stato importante per me capire che certe volte **la cosa migliore che puoi fare con ciò che ti sta a cuore è lasciarla com'è.**

Il cancro non lascia il corpo com'è. L'uomo non lascia la natura com'è. C'è questa pulsione del *"consumare"*, del fagocitare.

E' una pulsione che fa profondamente parte di noi. Ma non è proprio indispensabile che sia così. **Si può stare anche senza rovinare le cose.**

Io cerco di stare senza rovinare le cose. Non solo quando vado in montagna o per boschi. Cerco di non rovinare le cose belle un po' in tutto. **Ci provo.**

Sapere che non devo per forza lasciare il mio segno quando passo mi aiuta molto in questo intento. Anche con le persone è importante. **In Amore è fondamentale.**

Perché mi è nato il desiderio di parlarti con il cuore in mano e dirti alcune cose riguardo a quella che ritengo essere la cosa più importante di tutte?

Perché l'aver saputo che ero malato della stessa malattia che ha portato via tuo nonno Giovanni, mio padre, pochi anni fa, ha toccato in me delle corde importanti.

Quando è morto ho avuto la fortissima sensazione che avesse dovuto ancora dirmi qualcosa, darmi risposte ad alcune domande.

In effetti di domande ne avremmo avute molte da fargli sia io che la nonna, che lo zio Alberto e la zia Adele.

Purtroppo, una cosa che non sai è che quando il nonno è mancato abbiamo scoperto che per portare avanti la sua attività si era indebitato fino al collo con banche e non solo.

Quindi di domande, da sbigottiti per una situazione che non avremmo mai immaginato, ne avevamo molte da fargli ma lui era lì ormai in silenzio.

Il nonno è stato portato via proprio da questa stessa malattia cinque anni fa, quando aveva 75 anni. E come se avesse dimenticato qualcosa è tornata indietro.

La stessa, stesso organo, a cercare di prendere anche me, tuo padre. Di nuovo c'è che questa volta si è beccata un nome, Strunzus, ed ha trovato uno che con la vita ha un approccio meno fatalista rispetto al nonno.

Infatti devi sapere che io e il nonno siamo sempre stati due persone estremamente diverse. Anche il nostro modo di affrontare questa malattia è stato e sarà diverso. Spero anche negli esiti.

Lui sosteneva che le cose bisogna lasciare che si risolvano, che ogni cosa si sistema da sola. Io no.

Io ho sempre pensato che **le cose vadano prese di petto e risolte**, soprattutto quando sono complicate. E questa è una malattia complicata.

Il carcinoma della prostata è una malattia complessa. Tira in ballo tante cose essenziali per un uomo, per questo che dico che è complessa.

Intanto diciamo la prima cosa: inizialmente non è una malattia sintomatica. Quando nasce e comincia a crescere nessuno sa che è lì.

Di solito la si scopre o per caso, come un po' è successo a me, oppure per dei primi fastidi che causa, ma qui è quando è già abbastanza avanti. E' meglio non arrivarci.

Comunque ti racconterò tutto. Voglio che tu sappia tutto di questa storia. C'è anche un altro motivo per cui voglio che tu sappia tutto: **pare che le correlazioni tra lo sviluppo di questo male e la genetica siano molto alte.**

Qualcuno dice che **nel nostro patrimonio genetico ci siano già alla nascita le istruzioni circa la nostra morte.**

Se fosse così il *"deterioramento"* di noi stessi sarebbe in parte stabilito da una sequenza di istruzioni genetiche. Io ci credo solo in parte.

A mio parere conta molto come interveniamo su questa specie di *"destino dei geni"*.

Lo so che terrai presente che le mie sono posizioni che non ho mai considerato assolute. **Non ho mai smesso di imparare** e mai smetterò di farlo.

La cosa che conta, e questo dovrai giurarmelo, è che dall'età di trentacinque anni tu comincerai a fare ogni anno una *visita urologica ed un test del PSA*,

che è un **esame del sangue specifico per individuare questo tumore**. Devi sapere che **individuare questa malattia in tempo fa la differenza** tra la vita e la morte ma non solo.

Beccarla in tempo fa anche la differenza rispetto alla qualità della vita che vivrai dopo averla asportata chirurgicamente. Ti racconterò tutto in queste pagine.

Con questa premessa volevo spiegarti perché ho deciso di lasciarti questa lunga lettera, sviluppata in una serie di capitoli sul tema che come ti dicevo considero al Centro di Ogni Cosa: **Proteggerti**.

E' questo il filo conduttore che spero tu tenga presente in queste righe per capire *che sei Speciale*.

Sapere bene perché in questa vita hai il dovere di **considerarti speciale, volerti bene, prenderti cura di te**, è una cosa fondamentale.

Io, che non l'ho capito presto e non ho applicato fino in fondo quello che ti dirò per troppi anni, potrei essere l'ultimo su questa Terra a poterti dare questi consigli.

E invece sono il primo, sai. Al massimo il secondo, solo dopo tua madre.

Sai perché sono il primo o secondo solo dopo tua madre?

Perché posso affermare senza ombra di qualsiasi dubbio di **amarti più di quanto ami me stesso**.

Sai quando l'ho capito questo concetto?

Quando sei nato e l'infermiera ti ha posato in braccio a me, mentre la mamma esausta si riprendeva.

Eri serio e calmo e con gli occhi apertissimi. Non piangevi, eri sereno. Non mi mettevi proprio bene a fuoco però il tuo sguardo era posato sul mio viso.

Avevi questi occhietti grigi, che sarebbero poi diventati castani come li hai oggi, che mi fissavano.

Lì capii che quello era il momento della mia vita in cui **stavo tenendo in braccio la "cosa" più importante che avessi mai tenuto.**

Sentivo proprio che eri il mio cucciolo e non ci crederai mai ma l'istinto era quello di leccarti la faccia e la testa e tutto il corpicino minuscolo.

Ovviamente non lo feci.

Mi sembrava una cosa fuori luogo. Forse invece oggi lo farei. Un po' lo sto già facendo scrivendoti queste righe.

Appena nato non hai pensato subito a mangiare. Quando la mamma ti attaccava al seno tu poppavi svogliatamente, perdevi il capezzolo e ti guardavi intorno.

Dopo due giorni passati così, tra finte poppate e piagnucolose proteste, hanno consigliato di cominciare con un biberon e così è andata meglio ma la mamma ha perduto il latte e non se lo è perdonato per tanto tempo.

Eri un bambino per nulla capriccioso, solo che subito cominciarono i problemi di reflusso.

Io all'inizio pensai che fossero legati a quel latte in polvere che ti davamo ma non lo dicevo alla mamma perché non volevo che ci stesse male.

Poi la pediatra a furia di ripeterlo mi convinse che il problema non era quello. Disse proprio che soffrivi di una forma di reflusso abbastanza severa e che dunque sarebbe stato il caso di darti anche delle medicine specifiche.

La cosa inizialmente per me incomprensibile era che di fatto tu non vomitassi se non raramente.

Però stavi male appena ti mettevamo sdraiato, anche dopo parecchio tempo dalla poppata.

La pediatra ci disse che il latte refluendo si fermava nell'esofago e molte volte nemmeno la raggiungeva la bocca.

Però ti procurava bruciore e tanto fastidio.

Le notti furono tremende per almeno sei mesi ma anche un anno. Per fortuna il passaggio al cibo più solido diminuì drasticamente il problema fino a farlo scomparire del tutto.

Quando compisti un anno gli episodi erano molto più rari. Entro i due anni scomparvero del tutto.

Cominciasti ad appassionarti al cibo ed amavi esplorare tanti gusti diversi. Non c'era verdura che non mangiavi né frutta che rifiutavi.

Mi venivano gli occhi a cuore quando ti guardavo mangiare. Mi venivano sempre, ma soprattutto quando mangiavi.

Il motivo era che **nella nostra famiglia il cibo era sempre stato una cosa importante**, al centro del lavoro di tanti anni.

C'era tanta cura nel modo di scegliere gli ingredienti e nel modo di prepararlo. Vederti apprezzarlo così tanto era per me come una specie di marchio di famiglia.

Pensavo: ecco, questo è proprio figlio mio.

Fu l'asilo e ancor più la scuola - con le loro mense - a farti nascere le prime proteste gastronomiche.

Hai imparato da alcuni tuoi compagni a rifiutare alcuni cibi scoprendo che così avresti più spesso mangiato quelli che ti piacevano e addio palato gourmet aperto ad ogni esperienza.

Per me fu un duro colpo. Vedere che guardavi con occhi di terrore quegli stessi cavoletti di Bruxelles che prima mangiavi come fossero patatine, fu triste.

Ma sopravvissi e cominciai lì a capire che **un figlio non poteva essere la proiezione dei miei desideri né di quelli di tua madre,** avida divoratrice di verdure.

Crescendo sei stato, e sei, il figlio che ogni padre vorrebbe avere. Sempre attento e curioso, con massimi voti a scuola.

Le tue maestre si sono prodigate mille volte a descriverti come un bambino eccezionale che dava loro un sacco di soddisfazioni.

Ogni tappa che hai superato è stata un bagno d'orgoglio per me e per la mamma. Sapessi quante volte ho pensato che se questa malattia mi porterà via la cosa che mi farebbe soffrire di più sarebbe **non vedere il realizzarsi dei tuoi sogni.**

Le notti passate ad immaginare il giorno della tua laurea o del tuo primo giorno di lavoro.

I momenti in cui ti ho immaginato innamorato e preso per le tue passioni.

Hai anche imparato a suonare il pianoforte.

E' stata una spesa comprarlo e anche pagare le lezioni però come eravamo orgogliosi quando hai fatto il tuo primo saggio, e poi gli altri a venire.

Ogni volta più bravo, con **quelle dita che viaggiano sui tasti collegati più ai nostri cuori che alle corde**. Quante migliaia di domande mi hai fatto sugli animali, che sai appassionarmi.

Quante volte sei venuto a chiedermi come fare con qualche compagno un po' manesco o semplicemente prepotente con te.

Abbiamo sempre affrontato questi problemi insieme.

Nel caso ho anche coinvolto le maestre, sapendo sempre che di fronte a problemi seri ti avrei anche cambiato scuola senza indugio.

Non ce ne è stato bisogno ma penso che un padre vicino serva più di tutto a questo. Ecco, tutto questo messo in pericolo da uno stupido, stronzo cancro, la malattia più idiota che esista.

Chi, se non qualcuno che ama, può permettersi di dare dei consigli a qualcuno?

E questo amore, che tipo di amore deve essere per potersi definire tale?

Ci arriveremo amore mio. Ti dirò la mia anche sull'Amore.

Si, perché volersi bene significa anche capire cosa è amore e cosa gli somiglia moltissimo senza esserlo. Questo non vuol essere affatto un libro scientifico e nemmeno filosofico.

Vuol solo essere un testamento d'amore.

Non mi sentirò in nessun momento nella posizione di doverti dimostrare le cose che ti dirò. Mi limiterò a dirtele e a raccontarti ciò che di più intimo un padre, in un momento particolare della vita, vorrebbe dire a suo figlio.

Ti dirò cosa ho capito io di questa vita dopo aver passato moltissimi anni sui libri e ad ascoltare tante persone.

Un giorno mi hai chiesto cosa significa fare lo psicologo.

Volevi sapere cosa faccio, concretamente, per vivere. Io ti risposi che **aiutavo le persone a far qualcosa di buono con ciò che avevano da dirsi**.

Alcune di quelle che ho incontrato avevano da dirsi cose frivole, poi cose tristi, poi cose rabbiose. La rabbia è un tema di cui ti parlerò ancora.

E' un tema tanto importante. Alcune avevano da dirsi cose molto crudeli. Alcune cercavano da anni di perdonarsi qualcosa.

Io vorrei dirti in queste righe a cosa sono giunto in questi anni perché tu possa usare un po' della mia

eredità senza accettare tutto, ma qualcosa che possa
servirti.

Spero che tu possa leggermi e dire davvero un
giorno: *"questo era mio padre, e io vedrò
cosa farmene"*.

Papà

2 LA VITA È UNA GUERRA

1 settembre 2020

Due mesi fa, verso fine giugno, ho fatto un'ecografia a tutto l'addome a causa di una colica renale che mi aveva portato ad espellere un calcolo nemmeno tanto piccolo.

L'ecografista scrisse il suo referto. Evidenziò dei calcoletti in tutti e due i reni ma la cosa su cui si soffermò di più era qualcosa che non riusciva a definire bene a livello della prostata.

Scrisse che **consigliava di approfondire quella sede con esami più specifici**.

Circa dieci giorni dopo il referto, ed eravamo ai primi di Luglio, andai da un urologo. Non era la prima volta che ci andavo.

Erano anni che circa una volta all'anno andavo da un urologo a causa di infiammazioni e prostatiti che mi davano un po' di fastidi.

Mi visitavano, una volta mi diedero da fare un esame che si chiama **ecografia trans rettale** ed il **PSA**.

Erano sempre andate bene queste visite. Si erano sempre risolte con una prescrizione di un antibiotico il quale risolveva l'infiammazione e io tornavo in forma.

Due mesi fa invece non andò come le altre volte.

L'urologo mi disse che alla visita esplorativa tattile aveva un grosso dubbio che ci fosse qualcosa che non andava.

Il suo dubbio era talmente concreto che mi esortò a **fare nel più breve tempo possibile una biopsia**, senza nemmeno passar prima per un altro esame che si chiama *risonanza multiparametrica* che a giorni dovrò fare.

Chiesi alla nostra dottoressa un'impegnativa d'urgenza per questa biopsia e il 14 Luglio me la fecero.

Il giorno in cui andai a farla trovai all'ospedale un urologo il cui nome non dimenticherò mai. Non sto a dirtelo perché qui non aggiunge nulla ma sappi che se al mondo esiste una persona che odio quella è lui.

Nella stanza c'ero io, lui, una giovane urologa specializzanda, due infermiere.

Mentre mi spogliavo per fare la biopsia, preoccupato e spaventato, con tutti i fantasmi che mi facevano capolino per la testa, ripensando mille volte alla vicenda del nonno,

questo urologo leggendo le mie carte alzò lo sguardo verso di me e disse:

"Leggo che ha avuto suo padre con un cancro alla prostata"

"Si, mio padre è mancato a causa di quello". Dissi.

Quello rivolse lo sguardo alla giovane specializzanda e disse:

"Beh, si vede che le ha lasciato l'eredità".

Te lo giuro figlio mio che disse così. Prima di leggere qualsiasi risultato di biopsia, disse cosi.

Un medico pagato coi soldi pubblici, in un ospedale pubblico, disse così sorridendo della sua battuta alla giovane dottoressa.

Quella ricambiò il sorrisetto. Persino una delle due infermiere ricambiò il sorriso.

Solo l'altra infermiera mi guardò e vidi che aveva colto il misto di rabbia e dolore che quella battuta mi avevano suscitato.

Volevo scagliarmi su quel coglione e menarlo fino a quando non me lo avessero tolto dalle mani e ti assicuro che quelle tre che c'erano nella stanza, da sole, non me lo avrebbero levato dalle mani.

Le avrei menate tutte e pure lui. Non mi sarei fermato fino a quando non fossero arrivati tre o quattro altri medici e infermieri.

Sarebbe successo un casino.

Invece **colsi nello sguardo di quella unica infermiera ancorata all'umanità una sorta di richiamo alla calma.**

Stai calmo, mi dissi, me lo ripetei per alcune volte mentalmente. **Hai Ettore, tuo figlio, stai calmo.**

Qui c'è già qualcosa che si ricollega al titolo di questa mia lunga lettera: sei così importante da aver evitato il carcere a tuo padre.

Perché ci sarei finito, dentro al carcere, quando me lo avessero levato dalle mani, te lo assicuro. E ci sarei anche andato sereno.

Ma io avevo te, e dovevo pensare a te. Era ed è mio dovere pensare a te.

Trovai la forza di resistere nello sguardo pieno di comprensione e umanità di quella infermiera che non lo sa e non lo saprà mai,

ma ha sventato una delle situazioni più critiche che possano aver visto in quel reparto grazie ad un semplice sguardo di comprensione, di empatia.

Quindi feci la biopsia.

Dal 14 di Luglio attesi fino al 10 agosto per avere il referto firmato 16 Luglio.

Furono tre settimane abbondanti molto lunghe. Eppure ci vollero affinché trovassero il tempo di comunicarmi quello che avevo.

Il 10 Agosto io e la mamma andammo a prendere il referto.

Non ci fu a comunicarmelo lo stesso urologo che mi aveva fatto la biopsia. C'era un altro.

Arrivammo all'ospedale verso le sei del pomeriggio.

Chiamammo la nonna affinché stesse con te e poi noi andammo là. **Durante il viaggio in macchina non parlammo quasi.**

Eravamo tutti e due molto tesi. **La mamma guardava fuori dal finestrino e io ero concentrato sulla guida.**

Poi arrivammo al parcheggio dell'ospedale. Lasciammo la macchina e salimmo agli ambulatori.

Dopo un po' di attesa arrivò questo dottore sui quarant'anni portati male, stempiato. Due occhiali belli spessi come i fondi di due bicchieri da trattoria. Altino, biondino dove aveva i capelli.

Ci fece accomodare gentilmente. Io ero teso come la corda di un violino. La mamma non sapeva come fare per tenere le mani ferme.

Ad un certo punto gliene presi una tra le mie e seduti vicini guardammo l'urologo che prendeva la mia busta col referto tra le tante che aveva nello schedario.

Aprì la busta e la scorse attentamente. Furono i secondi più lunghi della vita. Non respiravamo nemmeno.

"Ho una buona e una meno buona notizia da darvi" disse.

Eccone qua un altro, pensai.

Chissà cosa si inventa per dirmi quello che c'è scritto.

Restammo zitti e aspettammo. Lui si schiarì la voce e poi mi guardò.

"Allora sig. Laremi, c'è un carcinoma alla parte destra della prostata. E' un tumore maligno e questa è la notizia non buona".

Respirò e poi guardò anche la mamma. La mamma a sentire quella frase ebbe come una fitta. La percepii dalla stretta fortissima che mi diede a due dita della mano.

La guardai. Aveva gli occhi lucidi e si capiva che si tratteneva dal piangere.

"La notizia buona è che non ha in grado di aggressività dei più alti. Restammo tutti in silenzio alcuni secondi.

"Come si cura?" Domandai io.

"Ottima domanda" disse,

"Si cura in due modi sostanzialmente, e certe volte possono essere in sequenza : **Il primo è tramite la chirurgia; Il secondo è tramite la radioterapia.**

Le differenze sono che se sceglierà la chirurgia, e poi non dovesse bastare come cura, poi potrebbe tentare anche con la radioterapia.

Se sceglierà la radioterapia questa danneggia anche i tessuti circostanti e spesso rende inapplicabile poi l'intervento chirurgico.

Diciamo che se sceglie di iniziare con la chirurgia avrebbe due cartucce da sparare, se sceglie la radioterapia avrebbe solo quella e poi al limite la chemioterapia".

A quel punto rimase in silenzio.

La mamma era in uno stato di semi tranche e secondo me non si era nemmeno accorta che mi stritolava le dita di una mano.

Fui io a parlare di nuovo.

"Lei cosa consiglia?" Domandai.

"Bene, venga, si stenda sul lettino che le mostro una cosa". Disse.

"No io non voglio fare la visita urologica ora. Non è il caso, tanto si sa ormai cos'ho". Dissi io.

"No no ma va bene...non la sento se non vuole, ma almeno vorrei farle vedere come facciamo qui da noi l'intervento".

Allora mi alzai e andai al lettino appena la mamma mi mollò la mano. Mi sdraiai supino.

L'urologo mi toccò cinque o sei punti con le dita e intanto diceva

"Buchiamo qui, qui , qui e qui. Poi da qui facciamo un taglio. Ma la cicatrice è molto piccola eh, non si preoccupi. In questi buchi che facciamo infiliamo degli strumenti che ci permettono di entrare fino alla prostata senza dover fare un taglio e operare a cielo aperto. Dal taglio che le dicevo invece poi estrarremo la prostata che manderemo ad un esame istologico. Bene si può rivestire ed alzare".

Se ne tornò alla scrivania a cui eravamo seduti prima. Mi rivestii e ci tornai pure io. La mamma continuava a guardarlo come se non avesse ancora capito che ci facesse questo tizio nella nostra vita.

Il 10 agosto, a tre giorni dalle nostre vacanze pianificate da mesi, c'era questo tizio che ci veniva a dire che il cancro era entrato in casa nostra.

Ce lo aveva spiegato tutto sommato abbastanza bene.

Aveva anche fatto una micro lezione illustrativa di come erano soliti affrontare questa operazione.

La slide ero stato io.

Lo guardava, annuiva un po' ma si leggeva che sul suo sguardo c'era scritto: *__ma tu chi cazzo sei?__*

Allora mi sentii di fare ancora una domanda essenziale.

"Cosa comporta questa operazione in termini pratici? Cosa avrò di diverso da prima?"

Lui si sistemò gli occhiali e disse: " Il 97% degli uomini che subiscono questa operazione recuperano la continenza urinaria. Il 30% recupera la funzione erettile e sessuale".

Ecco, quello fu il momento in cui mi arrivò il colpo. Fin lì era come se qualcuno mi parlasse di una malattia da togliere e poi continuare una vita tutto sommato simile a quella di prima.

Da lì in poi realizzai che proprio identica a prima non lo sarebbe più stata.

"E non ci sono cose da fare per aumentare poi questa percentuale? Mi riferisco alla funzione sessuale nello specifico". Domandai.

"Non più di tanto. Certo, esistono delle terapie, sia tramite pastiglie che tramite punture direttamente nella sede specifica per indurre l'erezione,

ma oltre a questo che non funziona comunque sempre, tutto dipende davvero da fattori che vanno oltre l'intervento in laparoscopia che facciamo qui in questo ospedale".

"Va bene la ringrazio" Dissi. **Volevo uscire e andarmene.**

"Senta però mi dovrebbe dire come intende procedere, vuole che la metta intanto in lista per l'intervento?" Chiese lui con già le mani sulla tastiera del pc.

"**No, semmai avviserò io, voglio pensare**".
Dissi. "Andiamo Giovanna", dissi rivolto alla
mamma.

Lei si alzò insieme a me e ce ne andammo.

"Si si è giusto che ci pensi, tanto sul foglio che le ho
lasciato oggi c'è il nostro numero e quando vorrà ci
chiamerà". Disse mentre uscivamo.

"**Non penso che verrò qui.** Spero di non
metterci mai più piede in questo luogo di Santi
delle Foreste". Dissi con un groppo in gola.

**Fuori dall'ospedale io e la mamma ci
abbracciammo vicino alla macchina.**

Ci accendemmo una sigaretta e restammo così per
un bel po'.

Riordinammo le idee poi io le comunicai che quella
sera stessa avrei cercato tutti i contatti possibili di
primari urologi che lavoravano all'avanguardia in
questo campo.

**Ero deciso a trovare i migliori che ci fossero
in circolazione. E così feci.**

Due giorni dopo ero prenotato per una visita presso
una clinica privata col primo che volevo sentire.

Era il dodici Agosto, faceva caldo, la città stava
rallentando e cominciando a svuotarsi.

Il 13 saremmo dovuti partire per le vacanze. Portai tutti i documenti, l'esito della biopsia, tutti gli esami che avevo.

Guardai tua madre. **Mi venne in mente la prima volta in cui la vidi seduta al tavolino di un bar in piazza Vittorio.**

Avevo appuntamento con una cara amica che era lì ad aspettarmi con altre due amiche. **Una di queste era lei.**

Sembrava proprio la tipica studentessa torinese **spensierata e solare.** Rideva un sacco, ma **ridevamo tutti a quei tempi.**

Diventammo amici e ci frequentammo per alcuni anni condividendo anche la stessa scuola di specializzazione.

Imparai a conoscerla, a capire come mi rapiva quella sua solarità. Io che ero sempre stato attratto da donne sfuggenti, un po' problematiche, assai lunatiche, indecise sulle relazioni, **rimasi poco a poco catturato dalla dolcezza** e dall'affidabilità della mamma.

Per anni le raccontavo delle mie storie con queste donne, una in particolare, e lei mi ascoltava.

Mi dava consigli, era tenera con me. **La cosa che capii era che potevo ciecamente fidarmi di lei.** Lo capii dalle piccole cose, come la puntualità. Non tirava mai pacchi a nessuno.

Se diceva una cosa la prendeva come impegno. E poi era bella, stupenda quando rideva. Il suo mondo mi avvolse letteralmente.

Ci fidanzammo un giorno ad una festa. Eravamo lì con due bicchieri in mano, tutti belli allegri al compleanno di un caro amico.

Ad un certo punto ci baciammo. Pochi mesi dopo convivevamo. Nemmeno due anni dopo ci sposammo.

Tu nascesti quattro anni dopo il matrimonio. Arrivasti quando decidemmo di lasciare al destino la decisione se dovesse arrivare un figlio o no.

Cominciammo a fare l'amore senza più prendere precauzioni e tu ti affacciasti quasi subito. La mamma, così minuta e magra da ragazza, mise su una panciona enorme.

La prendevo anche in giro, giocavamo molto con te nella sua pancia. **Passammo una gravidanza molto serena.** Eravamo ancora allo stretto come casa quando nascesti.

Era una splendida casetta con terrazzo in cima ad un palazzo di fronte alla Dora, però era troppo piccola per tre persone e così quando cominciasti ad andare a scuola facemmo il grande salto verso una casa più grande.

Quante estati bellissime abbiamo passato. Come noi anche tu hai cominciato ad adorare il mare.

Ricordo benissimo quando hai imparato a nuotare. **Guardare la mamma che ti osservava era una gioia per gli occhi.**

E quel giorno invece ero lì a guardarla, con gli occhi rossi ed il cuore impazzito di paura. Era scossa e sperduta.

Mi sentivo persino in colpa per darle da vivere un momento così terribile. Tutta la città intorno a noi andava avanti e noi invece eravamo stati fermati da quella notizia paralizzante.

Tutta la nostra speranza veniva riposta in ciò che ci avrebbe detto uno dei migliori chirurghi europei se non mondiali nel campo dell'urologia.

Quel chirurgo, il primario di un importante ospedale torinese che mi ricevette privatamente, ebbe tutto un altro modo rispetto a quelli che avevo incontrato nell'altro ospedale.

Lesse con attenzione la biopsia, mi fece alcune domande mirate sulla mia età e sulla vicenda di mio padre. Poi mi disse una cosa che cambiò tutta la musica che avevo in testa:

"Qui le hanno prospettato un intervento di prostectomia radicale ma dobbiamo ancora vedere se si tratta di questo o se si possono salvare delle parti essenziali come sono i nervi che inducono l'erezione. Non è detto che si debba togliere tutto. **Dobbiamo approfondire e vedere.** Del resto non è un tumore dei più aggressivi e quindi vale la pena **valutare con attenzione**. Anche data l'età che ha Lei che è giovane". Disse.

"Quindi pensa che ci siano delle concrete possibilità di non perdere la funzione sessuale?" Chiesi.

"Si, sono concrete come possibilità. Però per saperlo con più esattezza serve che faccia un esame che si chiama *risonanza multiparametrica*.

Lì sapremo l'entità volumetrica del suo tumore e capiremo **come andrà approcciato in chirurgia robotica**".

Scoprii che questa tecnica della chirurgia robotica l'avevamo anche noi a Torino, solo che nel primo ospedale non vi avevano nemmeno fatto cenno.

Per loro c'era stata solo la soluzione dell'asportazione radicale di tutta la prostata con tutti i nervi annessi e connessi.

Mi pareva di essere in due mondi diversi.

Se non avessi speso quei trecento euro di vista privata con conseguente iscrizione alla lista d'attesa per l'operazione presso l'ospedale in cui operava questo primario non sarei nemmeno venuto a conoscenza del *"secondo mondo"* sanitario.

Già caro Ettore, *un secondo mondo.*

Una clinica privata per la visita, dove c'erano persone in attesa vestite bene, una musica in sottofondo tranquillizzante, dei modi garbatissimi di far accomodare i pazienti.

Ma soprattutto approdare tramite quel canale a soluzioni terapeutiche persino impensabili per chi non avesse avuto **quei trecento euro pronti e fumanti per pagarsi una speranza**.

Ricordo da bambino quando mia madre mi portava dal medico. Si aspettavano al massimo dieci minuti e poi si entrava.

Ed era il medico curante, non un privato. Mi visitava e mi teneva anche mezz'ora o tre quarti d'ora tra colloquio e visita prima di farsi un'idea e formulare una diagnosi.

Era una medicina che ascoltava.

Lì invece, in quel primo ospedale dove mi diedero la notizia, era una medicina che aveva pronta per te la strada.

Una medicina che non ti diceva nemmeno tutte le opzioni possibili.

Una persona ha diritto di decidere della propria vita anche al costo di scoprire che esistono strade che non può permettersi? Per me si.

Per me *il Medico ha il dovere di prospettare al paziente tutte le vie che ritiene valide per curarsi*.

Sarà poi il paziente a decidere quale percorrere in funzione delle sue possibilità, scelte, e valori.

Perché oltretutto devi sapere che *mi informai
anche su* **percorsi alternativi alla medicina
“ufficiale”**.

Quando ti inoltri nei meandri di una malattia cerchi
di valutare ogni cosa. Così venni a conoscenza di
due medici che curavano il cancro della prostata
con farmaci ed una dieta orientata a ridurre tutti i
grassi e buona parte delle proteine.

Decisi di non affidarmi a questi medici perché non
riuscii a sentirmi convinto da un approccio che mi
pareva rischioso.

***Pensavo a te, a sopravvivere per vivermi
ancora anni di te e con te.***

Fu una scelta, anche sofferta, ma decisi di seguirla.

Vorrei parlarti anche dello stato d’animo affranto di
fronte alla prospettiva di rischiare di non poter mai
più fare l’amore.

Per me era una cosa devastante questa prospettiva.
Desiderare ancora di farlo, **desiderare la mia
amata compagna di vita**, e non potermi unire a
lei era straziante come prospettiva.

Operarmi e rischiare questo, oppure non operarmi
e continuare a poterla amare anche fisicamente ma
col grande dubbio circa l’efficacia di cure definite
nella migliore delle ipotesi “azzardate”?

Posso dirti che tu sei stato un ago della bilancia
decisivo per farmi optare per la chirurgia. Sono
arrivato a dirmi:

"pazienza se non potrò più fare l'amore. Però vedrò il frutto dei mio amore crescere e diventare un ragazzo e poi un uomo se la vita lo vorrà".

Insomma ho valutato tutto come potevo. Alla fine ho deciso per questo intervento definito in nerve-sparing e cioè una rimozione della prostata senza togliere i nervi che regolano l'erezione.

La percentuale di nervi salvati sarebbe dipesa dalla grandezza del tumore e dalla sua posizione nella prostata.

Questo primario mi ha detto che era una via nel mio caso assolutamente percorribile e secondo lui anche con le migliori prospettive possibili.

Di fatto la notizia **ebbe su di me un effetto di autentica commossa felicità** dopo la bordata dei giorni precedenti.

Inutile dirti che tornando a casa misi la musica a palla in macchina ed ascoltando *'There is a light that never goes out"* degli *Smiths*.

Pensai che fosse il destino a far mettere alla radio quella canzone proprio in quel momento in cui salivo in macchina.

Non poteva essere un caso perché lì, in quel testo da me amatissimo, gli *Smiths* mi stavano ancora una volta ripetendo che **da qualche parte c'è sempre una luce che illumina i miei passi**.

Sentii delle lacrime rigarmi le guance e furono i due minuti di ritorno al respiro dopo due giorni di apnea. **Ho pensato a te in quei giorni. Tantissimo.**

Ero disperato all'idea che qualcosa di così infame potesse strapparmi via da te. Nello stesso istante pensai che da lì in poi avrei preso proprio da te tanta della forza che mi serviva per affrontare la mia salita.

Attingere dal mio desiderio di stare ancora con te e con la mamma. *Prendere tutta questa potenza e trasformarla in azione curativa.*

Eccolo un altro tassello sul *perché sei speciale.*

Lo sei anche per **la forza di desiderio** che sei capace di infondere in chi ti ama e non vorrebbe mai perderti.

Non devi scordartelo perché da qui, ancora una volta, viene fuori come l'Umano non si basti da solo.

L'Altro gioca sempre un ruolo fondamentale nell'illuminare i tuoi passi. Se ti fidi, se ti affidi, se lo cogli fino in fondo che l'Altro ha qualcosa per te e tu ce l'hai per lui, o per lei, allora potrai vivere una vita in equilibrio.

Tornai a casa e dissi tutto alla mamma.

Si aprivano prospettive molto meno cupe di quelle che ci avevano prospettato al primo incontro.

Ci abbracciammo e lei pianse. Pianse tanto e poi riuscì per la prima volta a dire: *"Sono sicura che risolveremo tutto, tu guarirai e ne verremo fuori. Non pensare nemmeno un attimo che sia come è stato per tuo padre perché noi qui ci daremo da fare perché non succeda mai"*.

Gli accordi col primario che avevo visto, che chiameremo "prof. G.", erano che prima di tutto **andassi in vacanza sereno, poi al ritorno,** a settembre, che **facessi due esami.**

Il primo era questa ***risonanza multiparametrica*** che ho già detto, il secondo era una ***scintigrafia ossea***, per vedere se per caso il tumore ara già approdato altrove nel corpo.

Mi disse che era un tumore che attecchiva spesso alle ossa quando era in fase avanzata.

E' con questi pensieri che ti portai al mare.

Andammo in quella casa in Molise con Giovanni, Elena e la loro figlia Giada, tua coetanea e amica da quando siete nati.

C'erano da fare venti passi per arrivare in spiaggia. Una soluzione favolosa in qualsiasi altro momento della vita ma per me l'unico grande vantaggio era di potermi sedere di fronte al mare tutte le sere dopo cena semplicemente uscendo in giardino.

Non avevo voglia di uscire, fare escursioni. Avrei voluto solo stare coi miei pensieri. Dato che stavo così, per rispetto anche dei nostri amici, dissi loro quale notizia ci aveva appena colpiti.

Glielo dicemmo una sera proprio di fronte a quel mare di Termoli.

Mi abbracciarono con grande commozione **ma poi cominciarono subito a sostenermi, a caricarmi**.

Mi dissero che erano proprio convinti che sarebbe andato tutto bene e che dovevo solo lottare senza prefigurarmi scenari tragici. Mi aiutarono tanto.

Ho il sospetto che anche la loro cagnona, Luna, il mastino corso più buono del pianeta, avesse capito come stavo e più di quanto avesse mai fatto in ogni altra vacanza passata insieme veniva a sdraiarsi ai miei piedi quando stavo seduto a guardare il mare.

Stava lì, col suo muso spalmato sul prato, a farmi solo compagnia. Ogni tanto le facevo una carezza e **lei mi guardava con degli occhi che riflettevano tutte le mie consapevolezze.**

Alcuni giorni erano peggio di altri. Mi capitava anche di essere cupo e arrabbiato. In quei momenti non ce l'hai con qualcuno in particolare, ce l'hai con te stesso e col destino ma ben sapendo che non ha nessun senso.

La cosa che mi risultava più difficile era di non far trapelare a te e a Giada l'inquietudine che animava le mie paludi interiori.

Cercavo di non sprofondare in quelle sabbie e allora mi sforzavo di giocare in spiaggia, di sostenere la tua sacrosanta **voglia di vivere e goderti il mare.**

Oggi posso dirti che feci uno sforzo enorme, ma anche quello mi aiutò. E' come quando si fa tanta fatica per salire un sentiero di montagna: in cima si viene ripagati.

Vederti felice a ridere e giocare mi ripagava di tutto.

Se mi avessero raccontato prima di diventare padre che potere reale abbia il legame con un figlio non ci avrei mai creduto.

E invece è così, e possa anche questo farti capire il titolo di questa lunga lettera che ti lascio.

E dunque eccomi qui, di ritorno dalle vacanze, ad affrontare il sentiero.

Tra pochi giorni avrò queste due ispezioni. Tu sei con me. La mamma è con me. **A camminare insieme si fa più strada.**

Evita di dar retta a certi idioti che pensano di bastarsi da soli.

Hai presente un albero? Bene, la metafora dell'albero è giusta per dirti ciò che penso dell'Umano.

Noi siamo alberi con le gambe come radici e possiamo usare i rami per abbracciarci.

3 NON ESISTE UNA PANACEA PER OGNI MALE

Ottobre 2021

Non c'è una data precisa questa volta. Ho scritto a più riprese in momenti diversi. Ho buttato giù i pensieri che volevo dirti come se fossero stati chicchi di riso su una coppia di sposi.

Gli sposi che ho immaginato siete tu e la Vita.

Il mio desiderio più grande è che possiate amarvi fino alla fine. Lascio tutto ciò che scrivo come fosse un giorno che ho vissuto.

E' importante accettare ciò che non quadra perfettamente. Includere! Come va di moda dire oggi.

Eppure questo concetto dell'inclusione esiste da sempre. Accogliere gli errori, i difetti, le macchie nel candido telo.

Tu pensa a quanti sforzi facciamo per tenere esposto un candido telo. Pensa a come ci hanno insegnato a coprire il difetto, a nasconderlo.

Pensi che sia logico farlo? Prova a riflettere su questa domanda. Credo che il tendere alla perfezione sia una forma di sudditanza ad un bisogno d'amore.

Se crediamo che qualcuno ci ami in funzione di quanto facciamo BENE le cose, saremo ossessionati a farle sempre bene. E non basterà mai quanto bene le faremo.

A volte potrà diventare una condanna per la vita. E qui ci ricolleghiamo al tema portante di questa mia lettera a te: l'**Amarsi**.

Chi vive avvolto in un'ossessione non può amarsi. Troverà sempre dei motivi per non esser soddisfatto di se stesso, sia fisici che psicologici.

Alla domanda "c'è qualcosa che in me non va abbastanza bene tanto da meritarmi di essere infelice?" risponderà sempre "Si".

Ascolto molte persone che vengono a parlare del punto di "imperfezione" della loro vita che le tormenta.

Una storia sbagliata, un partner sbagliato, un difetto fisico, psicologico, un sintomo pressante, un blocco incomprensibile verso l'essere felici.

C'è sempre un punto di angoscia che ci rende insoddisfatti, che marca la distanza tra l'essere chi ci sentiamo e quello che vorremmo.

Alcune persone vanno in pezzi per questo tormento e la loro vita non riesce più a proseguire come prima.

Ora vorrei che tu pensassi per un attimo ad un'arte giapponese che ha oltre cinquecento anni e che si chiama *Kentsugi*.

Letteralmente significa *"riparare con l'oro"* e infatti prevede che si riparino con fili d'oro oggetti come vasi o piatti che cadendo erano andati in frantumi.

Al posto della colla si usa l'oro per rimettere insieme i pezzi staccati.

Tu pensa al gesto: intervenire sull'oggetto rotto, reso imperfetto da un evento infausto, con un'azione che lo renderà davvero unico ed irripetibile: la riparazione col materiale più prezioso per definizione.

In Giappone esistono pezzi bellissimi di centinaia di anni riparati così che hanno anche dei valori economici altissimi.

Ma è l'aspetto simbolico quello su cui vorrei ti soffermassi per capire che l'Amarsi non deve dipendere da uno stato di perfezione ma da un "come fare col difetto".

L'Amore, caro figlio mio – questo dovrebbe esser chiaro a tutti - deve partire da una mancanza, da un difetto. Chi non è in grado di riconoscere con umiltà il proprio punto di mancanza non può sinceramente amare né se stesso né l'Altro.

Vivrà solo nell'ossessione di riconoscere sempre una conferma della propria immagine ideale e non potrà mai apprezzare il valore di una "riparazione" nemmeno se fatta con l'oro, nemmeno se operata da un gesto d'Amore sincero.

Pensa al gesto straordinario di quest'arte che nasce da un popolo che ha raggiunto nei secoli un livello altissimo di **cura del Sé**: *valorizzare l'imperfezione al punto da far sì che da essa si giunga alla reale unicità di quell'oggetto.*

Nessun vaso, o piatto, o tazza, o scultura, rinato tramite l'arte del *Kentsugi* sarà mai identico ad un altro.

L'imperfezione ci rende creature assolutamente uniche. Le imperfezioni sono le impronte digitali del nostro inconscio. La nostra vita consiste nell'imparare a tenerle insieme.

A tenerci insieme senza perdere il senso del disegno e **questo disegno è il nostro Desiderio**.

Il Desiderio non è il "volere". Il volere è quel capriccio dell'Io che si fissa su oggetti e persone e alla fine non si sazia mai.

Il **Desiderio** è una costruzione che comprende tutto il nostro arco del vivere e anch'esso non si sazia mai ma **va ben oltre gli oggetti della realtà**.

Ha a che fare con **"ciò che rappresenta la nostra realizzazione come soggetti"**.

Per farti capire questa differenza ti riporto una frase di una paziente già di anni fa: "dottore, io non Voglio lasciarlo, ma sono sicura che non lo Desidero più".

Parlava del suo partner di una storia che l'aveva portata a soffrire per mesi. Non voleva rinunciare all'abitudine e anche all'affetto di questa persona ma ormai non la desiderava più ed occorreva che si prendesse in carico questa traccia del suo desiderio.

Ora ti dico una cosa su cui torneremo ancora: la psicoanalisi è l'arte del *Kentsugi* applicata ad un soggetto.

Tienila per te questa affermazione perché non la direi tra gli psicoanalisti. Diciamo che è una sparata che faccio qui con te, così ci mettiamo al riparo da ogni protesta.

Ma è quello che penso.

Come un artista *Kentsugi* rimette insieme i pezzi staccati di un vaso per riportarlo ad una foggia ancora più preziosa ed originale di prima di rompersi allo stesso modo un analista accompagna un soggetto che giunge confuso, scosso,

con vissuti di angoscia e del tutto scollegati, dei pezzi staccati, a trovare delle connessioni capaci di renderlo consapevole circa il mistero del proprio desiderio per poi **riconoscersi unico e prezioso e irripetibile a viaggio concluso**.

Ecco perché la psicoanalisi è stata così importante nella mia vita. Avevo intuito che fosse la strada per scoprirmi unico nei miei difetti e mancanze che connesse tra loro potevano rendermi orgoglioso del prodotto finale.

Bene. Ti scrissi il mese scorso che ero alla vigilia di un percorso di approfondimento della malattia. Quel percorso l'ho fatto.

Intorno al dieci di settembre ho fatto la *risonanza multiparametrica* e pochi giorni dopo ho fatto la *scintigrafia ossea*.

Della risonanza non ricordo nulla, una sorta di t.a.c. da cui poi è emerso il profilo più preciso di Strunzus.

Videro che in effetti era annidato nel centro della parte destra della prostata. Era lì, sopito ma già pronto.

Comunque non era così grande da giustificare l'asportazione anche del nervo di sinistra. Il chirurgo disse che si poteva asportare la prostata più linfonodi e nervo di destra.

Poi venne la volta della scintigrafia. Questa era un altro esame che temevo moltissimo.

Purtroppo ricordavo le sofferenze del nonno, che ad un certo punto non potè più camminare a causa dell'invasione del tumore nelle ossa di schiena e gambe.

Invece nel mio caso è andato tutto bene. Sono uscito dall'ospedale il giorno in cui ho ritirato il referto che mi sembrava di stare ad un metro da terra.

E' stato fissato il prericovero, che ho fatto in questi giorni. A novembre mi opereranno.

Che posso dirti, in questi giorni mi pare di essere un po' rinato ed ho capito come sia fondamentale andare a cercare un medico di fiducia nei casi delicati della vita.

Questo della cura è un discorso che vorrei farti. **Il rapporto del soggetto col proprio corpo passa anche dalla cura che sceglie**.

C'è gente che pensa che una cura, se vale, valga in assoluto. Beh io non la penso così. Io credo che una cura valga prima di tutto se tu ed il tuo corpo fate il tifo per lei.

Se il corpo fa resistenza contro una terapia sta pur certo che quella terapia non funzionerà.

Il fenomeno del *"rigetto"* a livello di organo funziona anche su più vasta scala con farmaci meno localizzati o con terapie che entrano più fluidamente nel corpo.

Questo lo so bene da quando cominciai a lavorare con i pazienti psichiatrici nelle strutture residenziali.

L'assunzione delle terapie farmacologiche era sempre uno dei momenti più delicati della giornata.

Di mattina e di sera c'era la processione attraverso la stanza dell'operatore di turno che somministrava le varie terapie.

A volte discutevano su chi fosse arrivato per primo e c'era tensione perché quel momento di assunzione del farmaco ne creava di angoscia.

Beh credimi: chi prendeva un ansiolitico **convinto che gli servisse ne traeva davvero un giovamento.**

Chi lo prendeva perché costretto, agitato dall'idea di prendere una cosa malvagia, usciva più teso di prima.

Alcuni pazienti avevano un rigetto tale per alcuni o tutti i farmaci che facevano finta di ingoiarli ma in realtà se li nascondevano fino in gola per poi risputarli fuori più tardi.

Per questo motivo sono convinto che salvo casi molto rari le terapie farmacologiche non debbano mai essere imposte.

Il fatto è che *se il corpo si autoconvince che una cosa gli faccia male quella finirà per fargli male davvero.*

Purtroppo l'ansia che viviamo sulle cose ha una presa sul corpo. Ti voglio fare un esempio.

Una delle principali cause di morte sono le malattie cardiovascolari.

Ora, il cuore risponde ad un'infinità di nervi che partono dal cervello e vanno a dare istruzioni sotto forma di impulsi elettrochimici.

Tu sei sicuro che lo stato d'animo, lo stress, periodi difficili, etc, non abbiano influenza in collassi, infarti, ictus e quant'altro?

Io sono proprio convinto che ce l'abbiano.

O almeno, penso che Timo Heidt e i suoi colleghi del Massachusetts General Hospital e della Harvard University abbiano ragione riguardo ai risultati che hanno pubblicato su Nature Medicine già nel 2014 riguardo **all'infarto del miocardio associato a stress prolungato**[1].

In questa ricerca loro dimostrano come una esposizione prolungata allo stress sia in grado di favorire una sovrapproduzione di globuli bianchi i quali a loro volta aumentano la probabilità di insorgenza di infiammazioni nelle aree interessate dall'infarto e quindi al verificarsi dell'evento infausto.

E allora? E' finalmente una prova che i fattori psicologici e quelli corporei sono solo immaginariamente separati?

Questo corpo-non-psiche e questa psiche-non-corpo, possiamo dirlo che sono una mera illusione tesa a banalizzare l'idea che abbiamo di noi stessi?

Certo che è molto più semplice curare un pezzo di carne che curare un corpo vivo e pulsante di una vita complessa.

Io arrivo a dire, dopo studi di una vita, che i fattori psicologici e fattori corporei non hanno nessun senso se intesi separatamente.

---

[1] "Chronic variable stress activates hematopoietic stem cells" by Timo Heidt, Hendrik B Sager, Gabriel Courties, Partha Dutta, Yoshiko Iwamoto, Alex Zaltsman, Constantin von zur Muhlen, Christoph Bode, Gregory L Fricchione, John Denninger, Charles P Lin, Claudio Vinegoni, Peter Libby, Filip K Swirski, Ralph Weissleder & Matthias Nahrendorf; Nature Medicine, July 2014, Number 7, vol. 20., pag. 754.

Se un infarto dipende anche dal brutto periodo prolungato che stai vivendo allora significa che **il modo che hai di rapportarti col mondo incide anche sulla tua salute fisica, oltre che mentale**.

Ma non è che sia un concetto nuovo sai. E' solo che la cosa andava dimostrata con i microscopi e con gli esperimenti. Prima lo era solo nei fatti.

E' dall'antichità che i medici più illuminati hanno capito che il primo medico del soggetto è il soggetto stesso.

"Soggetto" qui diciamo l'insieme di materia corporea e immateria psichica. Sei tu, il Soggetto.

E non solo ciò funziona con gli infarti. Funziona con tutto.

Io sono convinto che il tumore che mi ha colpito sia stato da un lato causato dalla genetica che mi predisponeva a questa malattia ma sicuramente gli anni difficili che abbiamo dovuto passare per **aggiustare le vicende lasciate da mio padre hanno anche inciso in modo determinante**.

Te l'ho detto che ti parlo col cuore in mano e non sorvolo su nulla. Questa è stata una mia colpa.

Dovevo trovare un modo diverso di occuparmi di questa tempesta che ci ha colpiti.

Ho cercato di capire tutto, di tutti i movimenti di soldi del nonno, di pagamenti e rate e mutui e comunque non ho potuto ricostruire tutto.

E' rimasto un buco misterioso di decine di migliaia di euro e non siamo mai stati in grado di capire dove siano finiti quei soldi.

La cosa mi ha davvero mangiato tempo e salute per anni perché erano risparmi di una vita. **Dovevo invece riuscire a separarmene, lasciare che le cose le vedessero gli avvocati**.

Non ne sono stato capace né io né gli zii. Se un giorno dovessi trovarti invischiato in vicende di soldi ascolta questo mio consiglio: lasciali cadere tutti.

Lascia che vadano via da te senza trascinarti con loro. E' una delle cose più difficili da fare e infatti io non ci sono riuscito. Ma l'ho pagata cara.

Se un padre può lasciar qualcosa di prezioso ad un figlio questa è *l'analisi dei propri errori*.

Ascolta Ettore: ***Alimentazione sana, Movimento sano, Vita in luoghi a basso inquinamento, Ritmo di vita e lavoro non frenetici, Cura del Proprio Desiderio***.

Questi sono i lati del pentagono della vita, caro Ettore, per amarti. Non hai bisogno di altro.

Perseguili, pretendili da te stesso e dalla tua vita.

Io non l'ho fatto. Dio solo sa quanto non lo abbia fatto. Tuo padre è uno che ha mangiato ogni cosa che era tutto tranne che sana.

I grassi animali che ho mangiato nella vita, cose buonissime per carità, ma che avrei dovuto mangiare una volta ogni tanto.

Invece nella trattoria dei nonni dove sono nato e cresciuto le mangiavamo tutti i giorni. *Agnolotti, arrosti, fritti, formaggi di ogni genere, erano costantemente presenti a pranzo e cena da noi.*

Il nonno e la nonna **erano sinceramente convinti che fossero cibi sani e nutrienti perché fatti in casa e con amore.**

Beh, qui c'è quel lato dell'Amore che chiameremo "il Lato Oscuro" - in onore della tua grandissima passione per Star Wars - ovvero di **chi sinceramente fa qualcosa mosso da Amore ma il suo modo di amare non corrisponde al "Bene"** inteso come effetto realmente benefico sull'altro.

Qui si apre un enorme malinteso su cui per anni ho lavorato. Perché quando scopri che il bene che ti voleva l'altro bene non ti fa, gli monti muso, se non odio, credendo che in realtà desideri il tuo "Male" ma non è affatto così.

Finché non si fa un lavoro su se stessi non si è coscienti del fatto che il nostro "Amore" possa essere un male per l'altro e quindi davvero questo danno si produce in buona fede.

Torniamo all'esempio del cibo: La nonna (mia mamma) davvero faceva da mangiare con tantissimo amore e davvero non era affatto al corrente che i grassi animali in grande quantità facessero male.

Era convinta che fossero sostanziosi. Era questa la parola che usava.

Da bambina, nata nel 43, soffrì la carenza di cibo. Faceva parte di una famiglia di quattro figli e due genitori e la guerra aveva reso le cose difficili.

Era la mancanza di cibo il pericolo, non l'abbondanza.

Costruì la sua filosofia del "prendersi cura attraverso il nutrire" sull'onda del trauma vissuto nei primissimi anni della sua vita in cui scoppiavano drammi in casa a causa di un tozzo di pane rubato dalla dispensa da uno dei fratelli senza il permesso dei genitori.

Io ci ho messo anni a capire queste cose. Ho sempre vissuto le insistenze sul "mangiare" come pesantissime e per me erano un chiaro segnale di oppressione.

Mi salvava il fatto che fossero buonissime le cose che atterravano sul mio piatto e allora, grazie al fatto che erano buone, capii che non mi odiava ma che anzi, mi amava con l'unico modo di cui era capace.

Bisogna sempre conoscere la storia degli altri prima di giudicarli.

Capire da dove vengono. Questo non significa affatto giustificare.

Le persone fanno anche molte cose ingiuste partendo dal sintomo da cui vengono. E' giusto prenderne anche le distanze.

E' anche giusto condannare quando a farlo è un tribunale.

Tornando a tua nonna, se fosse stata una pessima cuoca allora sì che sarebbero stati cazzi amari e scusa il francesismo.

Poi anche le schifezze e le bibite, i coloranti, gli addensanti e chissà che diavoleria d'altro potevano avere dentro i cibi confezionati che mangiavo in giro con gli amici hanno fatto di me un barilotto di dinamite alimentare.

IperNutrire e Iperproteggere, sapessi quanti legami hanno. L'eccessiva protezione, o gelosia, tipiche degli innamorati, sono anche un esempio di quando un gesto "d'Amore" che nasce davvero così nel soggetto che lo crea diventi in realtà una manifestazione del Lato Oscuro.

"Riverso su di te amore!" "No! Stai riversando su di me odio, sfiducia, patologia!"

Eccolo il Grande Malinteso mio caro Ettore. Tu sei un ragazzo all'inizio della tua avventura, dovrai vivere sulla tua pelle certe cose ma io come padre vorrei solo che tu potessi stare in campana, sempre, da uomini o donne che saranno a dirti "**lo faccio per te, perché ti Amo**".

Stai in campana da questa affermazione del "lo faccio per te".

Ok, sul "perché ti amo" potremmo parlarne.

In fondo non tutti quelli che amano lo fanno con l'effetto di spargere napalm.

Ma stai pur certo che ti dirà che fa una cosa "per te" ha un qualche cavolo di scheletro dentro l'armadio e te lo dico perché sei mio figlio e a mio figlio parlo senza peli sulla lingua.

C'è qualcuno che nella storia ha fatto qualcosa SOLO per l'Altro? Ebbene a costo di farti sobbalzare ti dico che NO, non esiste.

Esiste chi ha fatto cose stupende con l'obiettivo di sentirsi bene facendole. **Le ha fatte perché convinto che si sarebbe sentito bene ed in pace con se stesso.**

Per il resto, niente cazzate per cortesia. Lo sai come su certe faccende io non ci vada giù leggero. I prati son pieni di fiori che nascono da distese di stronzi fumanti.

E' questa la verità, caro Ettore, figlio mio.

4 NON ESISTE UNA SOLA LINGUA PER COMUNICARE CON LA VITA

30 Novembre 2021

Mi sono operato. Martedì 16 novembre, pochi giorni fa, mi hanno asportato la prostata.

In reparto erano tutti gentilissimi ed estremamente professionali ma si capiva che erano come cavalli che correvano con l'incendio della prateria che li inseguiva alle spalle.

Cercavano di mandare a casa più gente possibile, di accorciare i tempi dei ricoveri in ogni modo.

Come non capirli, mi avevano detto tra i denti che **avevano code di gente da operare che erano ferme da mesi**.

Questa emergenza covid ha scombussolato tutto.

Beh dato che in questo libro è giusto che tu sappia bene ciò che pensa tuo padre allora ti dirò anche cosa penso di tutta questa faccenda ma lo farò più avanti.

Desidero che tu sappia come la penso su ogni cosa. E' stata la catastrofe più terribile della nostra epoca e ci mancherebbe che non te ne parlassi.

Per ora ti dico solo che il problema più grosso è che sono stati dei ricchi a governare un momento così, non dei poveri.

Sono i ricchi che hanno imposto delle cose ai poveri, e non il contrario. Questo è stato il guaio, ma ti dirò.

Sono arrivato in ospedale la sera del 15, la mamma mi ha accompagnato ed è rimasta lì sulla soglia del reparto a salutarmi fino a quando un'infermiera ci ha detto che era giunta l'ora di separarci.

In quel momento ho capito davvero che entravo nel tunnel dell'operazione.

Avevo varcato la soglia di quel mondo fatto di rigidi orari, rumori di campanelli elettronici, di macchinari, di infermieri che si dicevano cose nel corridoio e malati che dormivano o cercavano punti di riferimento fuori dalle finestre.

Mi misero in una stanza con un tale a cui avevano tolto qualcosa da un testicolo. Era un tipo simpatico perché non parlava molto ma non disdegnava di scambiare quattro chiacchiere.

Teneva molto al suo fisico e all'aspetto. Pur con un'operazione fatta il giorno prima era già in piedi e seppur traballante andava in bagno da solo per fare i suoi bisogni e per pettinarsi. A volte si pettinava anche a letto.

Aveva uno specchietto con mini treppiede che si piazzava sulle gambe e poi cominciava. Si passava quel pettine tra i capelli con una concentrazione incredibile.

Chiudeva un occhio quando doveva farsi la riga da una parte per prendere bene le misure e poi tracciava la linea col pettine e buttava i capelli di lato.

A quel punto annuiva allo specchio soddisfatto.

Era single, o così diceva, ma secondo me aveva una storia con un tale che lo chiamava più volte al giorno. Si capiva benissimo che stavano insieme.

Quel "ciao" tutto tenero con cui lo salutava al mattino, e poi quando gli diceva "ah ma sei ancora nel parcheggio? Non sei ancora entrato al lavoro? E perché non entri? Ma dai, per quello? Guarda che tanto ci sentiamo poi più tardi! Come sei, Eh eh eh!"

Insomma tubavano come due piccioncini ed era chiarissimo tutto quanto ma ovviamente non glielo dissi che avevo scoperto ogni cosa.

L'altra persona che sentiva sempre e che veniva tutte le sere a trovarlo era la madre. Era una donna molto bella sui 70 anni. Elegante e dal portamento austero.

Mi pareva un po' a Marlene Dietrich.

Arrivava, si faceva scivolare il cappotto dalle spalle ella spalliera della sedia e così appariva nel suo abito in lana morbida che le superava di poco il ginocchio. Collant.

Salutava lui con un bacio sulla fronte e me con un educatissimo 'buonasera'.

Iniziava sempre lei a fargli domande: "Come stai? Hai avuto male?Cosa hai mangiato?Ti sei alzato? E via discorrendo.

Mentre lui rispondeva lo guardava quasi mirandolo. Mi ricordava lui quando si pettinava. Stesso sguardo. Annuiva persino, proprio come faceva lui con se stesso.

Appena lui finiva di rispondere lei cominciava a raccontargli delle cose della giornata e andava a ruota libera. Se lui la interrompeva e le faceva una domanda tipo "ah ma quindi l'hai vista Rita?"

Lei lo guardava fermandosi alcuni secondi ma poi ripartiva col racconto ignorando completamente la domanda. Era chiarissimo chi comandasse dei due.

Pensai che ero stato fortunato perché **era un ottimo compagno di stanza d'ospedale**. Anzi, non avrei mai potuto chiedere di meglio.

In quanto a me, la sera in cui arrivai, mi portarono il camice che avrei dovuto indossare l'indomani mattina, un prodotto con cui avrei dovuto farmi una doccia, e delle calze contenitive anti trombi che dovevo infilarmi già quella sera.

Erano due specie di calze autoreggenti bianche, divertenti anche. Il mio compagno di stanza mi guardava mentre me le infilavo e mi dava consigli su come infilarle senza sforzo. Ridevamo.

Dissi che sarebbero andate bene per uno strip tease la sera dell'8 marzo in qualche locale, davanti ad una platea di donne divertite. "Ah sì", disse, "avresti successo e non solo con le donne". Beccato.

Archiviai la faccenda definitivamente. Zero dubbi ormai. "Sicuramente eliminerei ogni rischio di trombo durante lo strip", dissi.

Rise e ridemmo tutti e due. **Era anche un po' strano per me ridere la sera prima di un intervento così invasivo** però non vedevo l'ora di liberarmi di Strunzus.

Il fatto che ci fosse Alessio (era questo il suo nome) in camera con me aiutava tantissimo. L'ospedale di notte diventa un luogo silenzioso e anche un po' sinistro. Almeno in quel reparto.

Nell'altro in cui fui spostato dopo invece c'era grande interazione tra infermieri e operatori sanitari, credo, perché si sentivano grosse risate e battute provenire da in fondo al corridoio, dalla sala del personale.

Ma ci passai una notte sola nel nuovo posto. Quella notte, come dicevo, dormii pochissimo. Mi feci la doccia come mi avevano chiesto di fare, usando un sapone battericida.

La depilazione me l'ero già fatta a casa e dissero che era stata fatta bene. Sentivo il mio vicino di letto dormire tranquillo, con un lievissimo russare che non dava fastidio.

Ma io non prendevo sonno. **Ero troppo agitato. Mi giravo da una parte e dall'altra.**

Ogni tanto arrivava un'infermiera e controllava le flebo del mio vicino.

Io facevo finta di dormire e così non mi diceva niente e usciva. Presi sonno verso le tre di notte e dormii circa due ore, alle cinque riaprii gli occhi e non li richiusi fino alle sette di mattina, quando vennero a prendermi. Ero il primo della giornata.

Mi caricarono su una barella, mi coprirono con delle coperte perché mi dissero che **nei sotterranei dove saremmo passati c'erano le stalattiti di ghiaccio.**

Era la loro battuta per stemperare un po' l'agitazione del paziente. E forse anche per sdrammatizzare le condizioni in cui dovevano lavorare.

In effetti non c'erano le stalattiti **ma tutto il corridoio era fatiscente con anche pozze d'acqua in qualche angolo**.

Era freddo come fossimo all'aperto. Bisogna immaginare un parcheggio sotterraneo di un palazzo per capire quale fosse il tragitto tra il reparto e la **sala operatoria del robot.**

Già, incredibile, il robot doveva convivere nello stesso ospedale in cui c'erano stati problemi di infiltrazioni di acqua, di topi, di gatti selvatici e persino scoiattoli, mi dissero.

Un'infermiera ridendo disse che ogni volta era un po' come fare un safari perché non sapevi mai cosa avrebbe attraversato la strada alla barella.

Il massimo della tecnologia mondiale fianco a fianco col massimo del degrado strutturale figlio di chissà quale gestione scellerata negli anni.

Comunque arrivammo alla sala operatoria e lì tutto era tornato perfetto. Temperatura, ordine e pulizia, efficienza che trasudava da ogni poro.

Lì sapevo che sarebbe arrivato **un mio caro amico, Giacomo**, che **il destino volle essere infermiere di sala robot.**

Proprio *quella* sala, la mia. Eravamo d'accordo da giorni e giorni. Mi prese in consegna con un gran sorriso, mi disse che tutto sarebbe andato super bene e che non mi avrebbe mollato un secondo.

Mi disse che **aveva già visto il chirurgo e che lo aveva visto bello in forma.**

Fu un enorme sollievo sapere che in quel circuito sterile dai batteri ma anche impermeabile a slanci di umanità ci fosse qualcuno per il quale non eri solo un corpo sdraiato da aprire e poi richiudere.

Mi svegliai con il labbro superiore completamente anestetizzato su tutta la parte sinistra. Il tubo con cui mi avevano portato ossigeno nei polmoni durante l'operazione aveva schiacciato il labbro contro i denti ed era rimasto così probabilmente per le quattro ore dell'intervento.

Mi svegliarono lì nella sala operatoria e **la prima faccia che vidi fu quella di Giacomo che mi diceva che era andato tutto bene.**

Mi disse che mia moglie aveva anche già parlato col chirurgo.

Tirai un sospiro di sollievo e poi restammo ancora un po' a parlare e a regolare flebo nella saletta attigua alla sala operatoria.

Dissi del labbro che non sentivo più. "Oh", disse Giacomo, "deve essere rimasto schiacciato dal tubo, ma poi passa stai tranquillo". "Ok".

Poi mi portò su in barella in reparto. Rimase un po' con me nella stanza, aiutando le infermiere a mettermi sul letto e tutto il resto.

Cominciai a far l'abitudine a tutti i tubi che avevo. Uno era quello del catetere che serviva a portare le urine in un sacchetto di plastica.

Era il tubo più inquietante di tutti perché usciva dal pene e nei giorni immediatamente seguenti all'intervento era pieno di urina mista a sangue.

Non riuscivo nemmeno a guardarlo, all'inizio. Provavo pena per me stesso quando lo osservavo.

Poi avevo due tubi al braccio. Uno era dedicato alla morfina, una sacchetta che mi avevano legato alla spalla sotto al camice da paziente. L'altro collegava ad una flebo contenente acqua e altre sostanze reidratanti, forse antibiotici, dato che non potevo bere per ventiquattro ore.

Avevo in effetti molta sete ma fino alla mattina successiva non mi fu permesso di bere. Dissero che se l'acqua avesse provocato vomito rischiavo che mi saltassero i punti delle cicatrici sulla pancia.

L'ultimo tubo era un drenaggio che usciva dalla pancia e portava via lo spurgo della ferita interna scaturita dalla rimozione della prostata.

Chiedevo tutto e mi dicevano ogni cosa. Uno dei giovani urologi a cui facevo queste domande mi rispondeva come fosse stato ad un esame e io fossi il prof che lo interrogava.

Era molto bravo, disponibile e competente. Mi piacque molto.

Il suo grande punto di forza era anche la sua empatia. Alla fine è sempre quello il punto di forza di un medico. **E' ciò che fa la differenza.**

Il giorno dopo cominciai a bere e la sera anche a mangiare un tè con due biscotti di numero. Poi la mattina ancora successiva mi tolsero il drenaggio.

Non sentii nulla. Il tubo venne fuori come se la pancia non fosse stata nemmeno mia.

"Complimenti, che mano!" Dissi al giovane urologo che me lo aveva tolto.

"Si, e non ha idea di come levo i cateteri!" Disse.

"Ah allora verrò da Lei per farmelo levare quando sarà il mio momento".

"Mmmh, non penso si possa scegliere".

"Ah, cazzo".

"Già" Disse, e poi se ne andò dalla stanza con tutte le garze che aveva usato per svolgere l'operazioncina.

Poco a poco mi ripresi. L'unica cosa che non mi abbandonò per giorni fu la sensazione di dover costantemente urinare, benché avessi il catetere.

Era una cistite fastidiosissima. In certi momenti della giornata era un fastidio molto intenso ma continuavano a dirmi che sarebbe passata da sola appena mi avessero tolto il catetere la settimana successiva.

Bisognava resistere e andare avanti a tachipirina perché intanto il ciclo della morfina era terminato.

Cercavo di non pensarci e di leggere o cazzeggiare con il telefono. La mamma veniva a trovarmi tutte le sere e mi raccontava di come andavano le cose e poi la sera facevamo la videochiamata con te prima che ti mettessi a dormire.

Furono giorni in cui sentii moltissimo l'affetto vostro e di tanti amici.

E' quando l'affetto si trasforma in forza. Mi sentivo molto forte in quei giorni.

Avevo la percezione di aver segnato un grosso punto contro Strunzus. **Sentivo molta positività intorno a me. Avevo quel sentore di svolta, capisci?**

Da lì le cose dovevano andare bene e basta. E infatti stanno andando abbastanza bene. A dieci giorni dall'operazione mi hanno tolto il catetere.

Ok, questa è stata la parte più traumatica di tutta la faccenda. In pratica c'è una sonda ecografia che viene inserita nell'ano e da lì vedono se la cicatrice tra uretra e vescica si è formata.

Se è ok allora procedono con la lenta estrazione del catetere. E' un'esperienza pesante anche perché sei lì su un lettino di ambulatorio, piegato in due su un fianco col sedere in fuori, con la sonda infilata dentro e uno che guarda nel monitor.

Sull'altro lato del lettino c'è un altro che armeggia col catetere e molla e tira in base a quello che gli dice quello della sonda.

Una terza persona ti tiene fermo e ti parla. Nel mio caso era una infermiera che mi diceva: "**pochi secondi e abbiamo fatto**" oppure "**stia calmo e faccia respiri lunghi**".

E' un momento di grande collaborazione in cui il tuo sedere ed il tuo uccello sono al centro di quel piccolo universo ambulatoriale.

Si danno un gran da fare e **poi, in pochi istanti, tutto finito.**

Decisamente esperienza ad alto impatto fisico ed emotivo. Spiace dirti che anche in quel momento ho pensato a te e alla mamma.

Mentre ero piegato in due dolorante e terrorizzato da quella tortura necessaria, **pensavo che a casa la sera ti avrei rivisto**.

Sai, è questo il nocciolo della questione. Se sai che qualcuno ti aspetta, che ti vuole bene, affronti cose toste.

Usare la tua vita per circondarti di persone che ti vogliono bene è tanto importante.

Direi che è lì la risposta alla domanda sul *perché sei speciale*.

L'*Affetto* **diventa Forza**,

ricordatelo perché gli stoici questo non lo ammetteranno mai e in questa società fanno di tutto per farti credere che lo "stoicismo"sia la corrente da seguire.

Il dominare le passioni, l'atarassia, il distacco dagli affetti! Dio solo sa quanto desideri parlarti dello stoicismo e di tutta quanta la fuffa annidata lì dentro.

E' il passaporto per l'individualismo più selvaggio.

Per ora ti dico solo che se aderirai alla corrente stoicista non sarai una seccatura per nessuno in quanto ti convincerai che tutto dipenderà dalla forza TUA.

Stronzata megaimmensa che serve solo a farti chiedere aiuto il meno possibile.

Ricorda, solo un Sith vive di assoluti.

La forza di un soggetto nasce da un significante che è il frutto del linguaggio. La tua forza nasce comunque da un legame.

Il linguaggio è di per sé un generatore e anche un diminutore di forza. Agisce su di te tramite dei suoi significanti.

Pensa a cose o situazioni che possono aumentare o diminuire la forza che senti in te. Nel mio caso **pensare a voi aumentava la forza che sentivo di avere in quei momenti difficilissimi**.

Se fossi stato solo, senza nessuno, per me il significante "solitudine" avrebbe diminuito la forza che sentivo.

Oppure pensa anche a qualcosa che ti viene detto da qualcuno. **Magari ti infonde così tanta determinazione da partire e andare a compiere un'impresa.**

Ecco un esempio in cui un significante trasmesso tramite delle parole **ti infonde la forza necessaria per agire**.

Allo stesso modo gran parte dei significanti che contano nella tua vita sono inconsci. Agiscono senza che tu li veda in faccia.

L'affetto, il cosmo dei significanti che costituiscono la galassia dell'Affetto sono dei moltiplicatori di forza. Ricordatelo.

Siamo esseri sociali, solo più involuti rispetto agli scimpanzé che invece sanno benissimo e riconoscono la potenza dell'affetto e di conseguenza passano ore a dimostrarselo spulciandosi. Noi no, noi siamo più indietro. Vogliamo fare gli stoici.

Non farti fottere dagli stoici.

5 LA VERITÀ È COME UN DIAMANTE, TALVOLTA BISOGNA SCAVARE PER TROVARLA

1 Gennaio 2022

Caro Ettore, mentre scrivo ascolto una via silenziosa, e tu stai ancora dormendo. Gli echi dei petardi si sono spenti e si sente una città avvolta in uno strano silenzio.

Era già strano festeggiare, dopo due anni così. E' come se la parentesi di festa della notte scorsa si fosse chiusa ed ora siamo qui nuovamente con le nostre domande, le nostre paure.

In strada ieri sera abbiamo visto davvero un'esplosione di fuochi artificiali e petardi e bombe carta di ogni tipo e dimensione.

L'ho interpretata come una sorta di protesta a tutte le restrizioni dei mesi precedenti perché non avevo mai visto sotto la nostra via una roba del genere.

Oltretutto con tutte le preghiere di limitare il più possibile questi rumori dato che per gli animali sono stressantissimi. Loro non sanno come interpretarli.

Ma non è servito a molto. Ho proprio visto una sorta di frustrazione diventare rabbia esplosiva più che gioia. E' una mia impressione, lo sai.

Noi, con le nostre fontanelle colorate sul balcone facevamo anche un po' ridere e dovevamo stare attenti a non prenderci qualche fischione sparato giù in strada dalle milizie di capodanno.

Siamo stati più sobri, come sempre. Abbiamo festeggiato tra di noi con Laura e Alessio e il loro figlio, il tuo caro amico Mattia. Siamo stati bene.

Una cena semplice ma riuscita molto bene. Abbiamo anche festeggiato gli ottimi esiti delle analisi ad un mese dall'operazione.

Strunzus per ora è stato sconfitto. Continueremo a tenerlo d'occhio. Mentre ti scrivo e penso alla mia vicenda col cancro ripenso anche a quella di mio padre, tuo nonno.

Lui aveva un ristorante che era la sua vita. Curare il ristorante era più che gestire un'attività. Era proprio curare se stesso.

Io sono convinto che morì di cancro perché troppo preso a curare il suo lavoro anziché se stesso.

Attenzione, non voglio dirti che prendersi cura del proprio lavoro non serva a tenersi in forma, anzi. Dico però che occorre faticare per **trovare degli equilibri.**

Tuo nonno non riuscì a trovare degli equilibri nella sua vita. Il lavoro occupava il buon ottanta percento della sua mente e del suo tempo.

Alla famiglia ne dedicava forse un dieci, e il restante dieci lo divideva tra la sua passione politica e la passione per le bocce.

Tuo nonno era un ottimo giocatore di bocce ed ogni volta che poteva andava a fare qualche partita, soprattutto di sabato e domenica pomeriggio.

Aveva tutto il suo giro di amici e dato che era tanto carismatico ed espansivo lo seguivano molto anche sulla politica.

Fu eletto sindaco per diverse volte nel paesino in cui vivevamo. Quante litigate ci facevamo in casa a pranzo parlando di politica.

Avevamo sempre delle interpretazioni diverse sulle notizie dei telegiornali.

Se vedevamo uno sciopero raccontato in tv lui diceva sempre che sarebbero dovuti andarli a randellare per rimandarli al lavoro che non sapevano nemmeno cosa fosse la fatica di lavorare i campi nei quali si erano consumati i loro padri e madri.

Io saltavo su a quelle dichiarazioni dicendogli che non poteva avere nessuna idea di come potesse essere alienante il lavoro in una fabbrica e come fosse ingiusta la spartizione di ricchezza tra un operaio ed il padrone.

E allora lui mi diceva cose tipo: "ah sta a vedere che lo sai tu, che vai solo a scuola, cosa vorrà dire fare l'operaio".

E allora io gli rispondevo che l'unico suo orizzonte erano degli agnolotti o un piatto di fritto misto e lui mi rispondeva che dovevo ringraziare che avesse quell'orizzonte.

Insomma, ci scornavamo.

La nonna, mia mamma, che a quelle scene soffriva come una bestia. Andava in cucina e cominciava a portarsi avanti col lavoro del ristorante mentre noi discutevamo e si metteva a farlo più velocemente e nervosamente di prima.

Oggi starei più zitto. Ma non per lui, per mia madre.

Una volta, avevo quattordici anni, mio padre ebbe da rimproverarmi pesantemente davanti a tutti i clienti per una cosa che avevo sbagliato a portare ed io me ne andai dal servizio e me ne salii in camera in lacrime per la rabbia e l'umiliazione.

Lui mi corse dietro per venirmi a riprendere e riportare in sala a lavorare e mia madre lo seguì di corsa e si intromise fisicamente tra me e lui che mi prese per un orecchio e non mollava.

Finì che mi lasciò lì e mia madre scese solo quando se ne fu andato.

Ma sai cosa penso oggi? Penso che lui più di tutto quella sera era fuori di sé **per il fatto di essersi ritrovato con un cameriere in meno.**

I clienti avrebbero dovuto aspettare di più un piatto, e lui di fronte a questa prospettiva andava in bestia.

I clienti, **questa parola che per noi era sacra.** Tuo nonno non sapeva dire di no nemmeno ad un tavolo che arrivasse alle undici di sera.

Se c'era posto li prendeva. La cucina già un po' in fase di riassetto, lui invece faceva riaprire tutto e serviva il tavolo.

E così si finiva all'una di servire e alle due si era finito il riassetto dei locali. Alle tre si andava tutti a letto.

Alle otto di mattina io andavo a scuola, e quindi potevo staccare molto prima, ma la nonna era già in cucina a preparare per il pranzo successivo.

Ora forse capirai anche perché è morto di cancro e non se l'è curato. Aveva dei disturbi alla prostata già a partire dai sessant'anni.

Ha passato anni a sottovalutarli e non trovava mai il "tempo" per andarsi a far guardare. Poi verso i sessantacinque si decise.

Lì fu sfortunato perché dapprima trovò un urologo che gli diagnosticò solo una prostatite curabile con farmaci.

Dato che era un "amico" ed un "cliente" del ristorante lui si tenne questo urologo come un dio sceso in terra.

Ma poi era contento perché se la cavava con qualche pastiglia. Per altri tre o quattro anni rimase con questo urologo **che intanto non riusciva a fargli passare la malattia.**

I disturbi aumentavano e un giorno non riuscì più ad urinare. Andò in ospedale e lì trovò un altro urologo che in quattro e quattr'otto divenne anche lui *"cliente"* **servito e riverito e mai pagante.**

Poi ti racconterò anche come funzionava questa *"società dei privilegiati"*. Il suo merito però fu di mettere a fuoco bene cosa avesse il nonno.

Cancro alla prostata in fase già avanzata. Almeno tre o quattro anni di sviluppo secondo l'urologo. Inoperabile.

C'era da provare una nuova cura farmacologica che secondo lui si era rivelata molto efficace con altri pazienti e che poteva fermare la malattia se non addirittura farla regredire.

Il nonno ancora una volta si affidò completamente alla medicina ed al suo rimedio naturale: **occuparsi del ristorante.**

Però era meno in forma, più vecchio, più stanco e malato. I conti andavano male ma lui non lo ammetteva.

Anzi, non disse proprio nulla e non tollerava interferenze sulla gestione del locale. La malattia se lo portò via due anni dopo, l'ultimo dei quali passato avanti e indietro tra ospedale e casa.

Quando morì, pochi giorni prima di morire, era nella clinica che lo avrebbe accompagnato verso una morte assistita e disse a mia madre:

"quando uscirò di qui finalmente potrò di nuovo guidare e andrò a prendere le galline a Villanova d'Asti e così tu farai il riso e gallina".

La nonna annuì senza piangere. Nessuno di noi mai pianse davanti a lui, nemmeno quando ci dissero che aveva pochi mesi di vita.

Mio caro Ettore. Avrai capito perché ti lascio una lettera così triste come questa.

Le cose importanti da dire purtroppo non sono avvolte da festoni né da merletti. **Occorre riflettere a fondo sulle cose davvero cruciali.**

Cruciale fu che il nonno fu capace di dare il massimo al lavoro ma non fu capace di vedere il limite di questo sbilanciamento a sfavore della cura vera di sé che passa solo per quel crocevia che già ti ho detto: **amarsi e considerarsi davvero un essere speciale.**

Io me lo pongo come obiettivo questo, e non sempre ci riesco ma almeno mi ci sforzo al massimo.

Prendersi cura di se significa anche curasi delle persone che ci vogliono bene. Lottare senza rimuovere nulla è fondamentale per testimoniare un amore.

Lui rimosse addirittura una malattia letale pur di servire il suo ego che trovava nel lavoro la fonte più rigogliosa.

Io sono molto arrabbiato con lui per questo.

Sono arrabbiato perché questa sua ipocrisia l'ho vissuta per anni. Il martedì era il giorno di chiusura del ristorante e finalmente potevo vivermi la famiglia in modo più normale.

Non avevamo i clienti e quindi non dovevamo pranzare in dieci minuti né cenare in cinque.

Potevo parlare di più con mia madre che non aveva da lavorare tutto il giorno e alcune volte facevamo anche gite tutti insieme.

Se però chiamava un cliente il martedì o il mercoledì mattina ecco che di nuovo veniva sacrificato quell'unico giorno di tregua per metterci al servizio del "*dovere*".

Un dovere che nasceva da cosa? Nasceva non dall'esigenza economica perché erano anni di grande abbondanza di lavoro.

Nasceva dal suo ego di vedersi esaltato dai complimenti per servizio e cibo che garantivamo.

Lui godeva delle bellissime parole che i clienti avevano per lui come gestore del ristorante. Il problema però era la totale mancanza di un equilibrio.

Non seppe mai trasmettere a me un equivalente di questo amore per il suo lavoro.

E ciò fu palese quando alla fine non seppe nemmeno dire a me e agli zii come stessero realmente i conti del locale.

Mentì fino alla fine. Ci chiese dei soldi e quando gli chiedemmo se almeno con quei soldi sarebbe stato capace di aggiustare i conti giurò di si.

Invece a ristorante chiuso ci volarono tutti addosso.

C'erano decine di migliaia di conti fornitori e tasse e bollette da pagare. Tutto che gravò su di noi, gli eredi.

Non capì che tipo di mondo avesse intorno e non ci tutelò. Io nemmeno lo voglio capire, ma lo intuisco.

Intuisco che spezzarsi la schiena per sperare di costruire una sorta di serenità è una mera illusione.

E' una narrazione che fa comodo ad un mondo che ormai specula e basta sul lavoro della gente.

A te, figlio mio, auguro di aver più fortuna di tuo nonno e anche di me. Anche io mi sono prodigato per puntare tutto sul mio lavoro eppure dovevo essere più cinico.

Ho preso pazienti che non potevano pagarmi, ho atteso i soldi di altri per mesi, quando sono arrivati.

Ho accettato sempre di non battere ciglio di fronte ad un progressivo restringimento della valvola di ossigeno da parte di un sistema che stritola ogni sforzo di farcela.

E quando vivi questo senso di soffocamento, di ingiustizia, a chi ti rivolgi?

Quando vorresti urlare che non è la ricchezza che vuoi, ma solo un po' di pace, a chi ti rivolgi? Pensi che possa risponderti la Giustizia? **Che fine hanno fatto alcuni giudici del nostro Paese integerrimi nel loro lavoro?** Sono stati assassinati.

Che fine fanno i gesti di imprenditori suicidi per situazioni che tutto un sistema ha contribuito a che avvenissero?

Cercheranno sempre di convincerti che è sempre del soggetto tutta la responsabilità di ciò che gli accade.

Ponzio Pilato si lavò le mani di fronte al destino di un povero Cristo. La verità è che **la maggior parte della gente che incontrerai cercherà di spuntarla a scapito di altri e quindi anche a scapito tuo.**

E lo fanno sulle cose più importanti e profonde dell'uomo e della donna. Mettono in piedi delle armate intere di persone che beneficiate – meglio dire illuse di beneficiare - di alcuni privilegi del sistema sono disposte a fare a pezzi chi si oppone.

Ci hanno insegnato a scuola che **la libertà è misurata sulla possibilità di un popolo di esprimere posizioni diverse senza subire ritorsioni.**

Bene, tutta la vicenda del covid ci ha insegnato che non è così.

Esprimere la posizione di dubbio circa l'efficacia di un farmaco non è stato possibile farlo senza subire ritorsioni.

Se un farmaco, tipo vaccino, fosse efficace contro una malattia, chi lo assume non dovrebbe aver nulla da temere da chi non lo assume.

E invece non è stato così. Chi ha scelto di credere all'affidabilità di questo farmaco è stato considerato parte dei buoni e dei risolutori del problema.

Chi ha espresso dubbi, ma non da imporre agli altri, da vivere coerentemente con le proprie credenze e valori, non ha potuto farlo senza subire ogni sorta di attacco.

Eppure i non vaccinati non avrebbero dovuto rappresentare alcun problema per i vaccinati con un vaccino realmente efficace.

Io l'ho fatto perché costretto da una legge: o ti vaccini o non puoi più ricevere pazienti.

Bene, ho te ed una famiglia a cui badare ed ho preso una decisione, cioè quella di non oppormi e continuare a lavorare.

Ma lo trovi giusto? Perché non obbligare ogni professionista a dichiarare la propria vaccinazione o no ma lasciarlo libero di lavorare coi pazienti che decidessero di vederlo nonostante non fosse vaccinato (o vaccinato, a seconda di come la vedi)?

Hanno detto che poi uno se si ammala o contagia altri diviene un peso per la sanità e per la società. **Ma ti risulta che chi sia stato vaccinato non abbia mai contagiato nessuno?**

Ti risulta che se per anni una persona non abbia usufruito di servizi sanitari gli siano state riconosciute delle tasse in meno?

Se allora ho pagato le tasse per anni senza usufruire della voce *"spese sanitarie"* potrebbe lo Stato curarmi anche se prendessi il covid senza esser stato vaccinato?

Ma andiamo ancora a monte: come diavolo si è diffuso questo morbo nel mondo?

Quanta speculazione c'è stata sopra a questo morbo?

Forse quando sarai adulto queste cose non le leggerai più da nessuna parte ed è per questo che te lo scrivo: ricordati sempre che quando è esplosa la pandemia e non sapevamo nemmeno cosa fosse una mascherina, le poche che si trovavano in giro erano state messe a oltre dieci euro l'una.

Molte farmacie le vendevano a prezzi pazzeschi.

Non si trovava il disinfettante per le mani. Un botticino costava anche più di dieci euro.

Sugli scaffali dei supermercati non trovavi più nemmeno l'alcol etilico e passava un tale con un furgone a vendere cartoni di bottiglie di alcol. 6 bottiglie 40 euro.

C'era la fila a prendergli quei cartoni. Cominciarono poi a fabbricare mascherine con le stoffe più disparate.

Persino alcune sartorie cominciarono a farle.

Alcune usavano materiali giusti e le facevano pagare un prezzo onesto. Altre usavano delle stoffacce e le mettevano a prezzi folli.

Cosa ti dice tutto questo? **Di cos'è fatto l'essere umano?** Se non esiste più un Ente super partes che vigili nella direzione di garantire che la gente non sia beffata e ingannata **dove può andare la società e l'umanità intera?**

Abbiamo assistito per due anni ad un bombardamento di **notizie che si sono costantemente contraddette tra loro.**

Si è generato un caos informativo senza precedenti.

Avevo pazienti che arrivavano con dei livelli di angoscia altissimi e tutto il lavoro era incentrato a *"staccarli"* dalle fonti di quest'angoscia che sgorgava come un fiume in piena.

Ora lo dico a te, senza mezze parole né mezzi termini: **non credere mai all'esistenza di nessun super-esperto.**

Non ne esistono di super esperti a questo mondo. Su nessun argomento.

Ricordati figlio mio che i più esperti di tutti ammettono di avere tantissime cose da imparare e da sapere.

La scienza è un processo fatto esattamente dalla presa di distanza dall'idea di avere un sapere acquisito e incrollabile.

Invece questo nostro Stato ha dato per scontato di possedere il *"Sapere"*con la esse maiuscola ed ha trattato tutti i dubbiosi e gli scettici alla stregua di untori.

La paura ha fatto sì che la maggior parte della popolazione aderisse a questo racconto e si è prodotta in alcuni casi una spaccatura persino all'interno delle stesse famiglie.

Spero che tu possa crescere studiando molto bene delle lingue straniere e cercare un futuro il più lontano possibile da qui.

Io non ho la possibilità di farlo perché ad oltre cinquant'anni trovare un lavoro in un paese straniero è difficilissimo.

Ma lo farei domani mattina. Poi ci saranno quelli che ti diranno: "vai se non sei contento, vai!"

Lasciali perdere, ignorali, sono parte strutturale del problema e un giorno si renderanno conto di cos'è quello che hanno difeso.

Sei giovane, lavora duramente per allontanarti da questi soggetti. **Per loro non c'è più alcuna speranza.**

Se vuoi il mio consiglio scegli di vivere in modo sano in un luogo distante dai centri nevralgici del mondo.

Se vuoi davvero un consiglio, cerca di vivere in pace in un luogo dimenticato dal mondo insieme a persone a cui vuoi bene.

Accontentati di poco, quello che ti serve per vivere.

In questo inizio di anno mi pervade una grande tristezza per quello che ti scrivo perché so benissimo che sono parole che non lasciano speranza per il mondo *"civilizzato"* ma vorrei che tu sapessi che ciò che penso è che si trova in *"quest'idea"* di civilizzazione la causa di tutti i mali.

Non siamo stati in grado di curare il Pianeta, i popoli, noi stessi. Non è stata una civilizzazione senza conseguenze ed ora queste si presentano.

Spero che tu colga che non è vero che siamo senza speranza ma **questa speranza va coltivata vivendo una vita lontana da ogni logica opprimente del soggetto.**

In questo inizio d'anno, all'alba di un nuovo giorno, dopo due anni davvero pesanti, **mi chiedo cosa ancora dovrò vedere a sto mondo.**

6 "L'IMPORTANZA DEL TEMPO."

1 Marzo 2022

Eccoci qui, dopo due mesi dall'ultima lettera che ti ho scritto. Ricordi che nemmeno a farlo apposta due mesi fa ti salutai chiedendomi cosa avrei potuto ancora vedere a questo mondo.

Maledizione! Non dovevo chiedermelo!

Sto vedendo una bella guerra alle porte dell'Europa. Ormai è una settimana che l'esercito russo ha invaso l'Ucraina[2].

Già parlano di guerra nucleare, di terza guerra mondiale. Tutti i giornali fanno a gara a tirare fuori gli scoop più succulenti per alimentare quel fiume dell'angoscia di cui già ti parlai a proposito del covid.

Ormai sanno che **l'angoscia tiene tutti fermi immobili ma soprattutto che vende.** Vende come nient'altro al mondo.

Ecco l'equazione: angoscia elevata=grandi vendite di "anti-angoscia".

Il prodotto "informazione" è un prodotto primario per tentare di curare questa angoscia ma purtroppo il sistema lo sa benissimo che **il soggetto**

---

[2] L'esercito russo su richiesta delle 2 repubbliche entra nel territorio della Repubblica Popolare di Doneck (DNR) e Repubblica Popolare di Lugansk (LNR) per liberare il territorio dall'esercito ucraino.

angosciato va alla ricerca di informazioni per diminuirla.

Cosa fa secondo te il sistema quando capisce che una cosa vende? La aumenta o la diminuisce?

Se fossimo in un mondo governato dall'etica la diminuirebbe.

Ti darebbe delle informazioni tese a farti ben sperare circa un gran lavoro di diplomazia che si sta facendo per far finire questo conflitto in tempi molto rapidi[3].

Ma invece non siamo in un mondo governato dall'etica. **Le informazioni sono tutte tese a presentare scenari apocalittici** con l'orco che arriva a sbranare gli agnelli pasquali.

Ma la cosa che mi ha colpito di più sai qual è ?

Che ancora una volta è partita la "macchina da guerra" (e stavolta è proprio il caso di definirla così) **degli schieramenti, delle tifoserie.**

Esattamente come con il covid si sta vedendo un

---

[3]In realtà è stato realizzato il **Protocollo di Minsk,** un accordo per porre fine alla guerra dell'Ucraina orientale, raggiunto il **5 settembre 2014** dal Gruppo di Contatto Trilaterale sull'Ucraina, composto dai rappresentanti di Ucraina, Russia, Repubblica Popolare di Doneck (DNR) e Repubblica Popolare di Lugansk (LNR). È stato firmato dopo estesi colloqui a Minsk, la capitale della Bielorussia, sotto l'egida della Organizzazione per la sicurezza e la cooperazione in Europa (OSCE).

clima in cui **l'informazione ufficiale**[4] **è schierata da una parte e quella antagonista dall'altra** e in mezzo tutti noi a non capirci nulla, perché non siamo degli esperti.

E così si ricomincia con ognuno che va a cercare di capire le cause per capire dove schierarsi.

Ed ovviamente a considerare chi ha certezze diverse dalle proprie certezze il nemico da abbattere.

Ancora una volta guarda come il meccanismo dell'angoscia, che cerca disperatamente una verità a cui attingere per arginare il grande fiume, crea dei mondi di certezze ad uso e consumo della massa.

Ora da una parte ci sono i tifosi dell'Ucraina e dall'altro i tifosi della Russia i cosiddetti "Putiniani".

Allora io ti dico che tuo padre non sta in nessuno di questi gruppi.

A me da solo molto fastidio che si vada sempre alla ricerca delle risposte semplici.

Ma non mi da fastidio per quello che possano pensare gli altri. Mi da fastidio per le conseguenze che questi "pensieri forti" possano avere per noi, per la gente.

Se vince la fazione dei pro Ucraina si arriverà ad una escalation continua della guerra con enormi

---

[4] Corrisponde alla narrazione ufficiosa, dei paesi occidentali aderenti alla Nato

ricadute per tutti i più esposti, cioè il popolo.

Se vince la fazione putiniana si arriverà a seri problemi di relazioni con america ed altri paesi europei con enormi ricadute per noi, per la gente.

Quindi, ti chiedo caro Ettore, cosa cambia alla fine per noi se i sistemi in cui viviamo non cambiano radicalmente a monte e non si comincia ad esser governati da una nuova generazione di politici totalmente votati al pacifismo con ogni mezzo?

Mai come oggi sarebbe necessaria una grande rivoluzione di tutti i popoli dei più grandi paesi al mondo, un movimento politico transnazionale capace di ribaltare i governi guerrafondai e **restituire ai popoli la serenità di una vita senza spade di Damocle sospese sulla testa**.

Ma è una mera utopia.

Evidentemente l'essere umano si porta dietro un meccanismo risolutore del conflitto che prevede la soppressione dell'avversario.

Anche alcuni animali prevedono scontri per il territorio o per il diritto di accoppiarsi che possono portare alla morte ma c'è un'enorme differenza rispetto all'uomo:

questi scontri riguardano solo i contendenti o al massimo un numero limitato di essi rispetto al branco o alla specie.

Noi invece se facciamo le cose le dobbiamo fare in grande.

Se due leader litigano devono mandare milioni di altri esseri umani a pagarne le conseguenze.

Io credo che le ragioni, entrando nello specifico, di situazioni così complesse come quelle che portano allo scatenamento di una guerra siano impossibili da comprendere se non si ha un quadro di dati completissimo che si spinge fino ad anni e anni addietro.

Persino degli storici di mestiere, dei politologi avrebbero da discutere per settimane se dovessero trovare chi ha fatto l'errore per primo nella sequenza di fatti che porta ad un conflitto.

E invece no: per il popolo che caro figlio mio avrai intorno a te per il resto dei tuoi anni devi sapere che **stanno tutti con le super-verità in mano.** Sia da una parte che dall'altra.

Come per il covid anche qui abbiamo i superesperti che si scornano e fanno proseliti.

Ora, se vuoi sapere l'opinione di tuo padre eccola: per me le **"ragioni" di una guerra non esistono.**

Esatto, non ci sono ragioni a questo mondo che dovrebbero portare all'aggressione militare sopra le teste di civili.

Ogni guerra dovrebbe essere risolta in "campo neutro" come fosse una partita di calcio o qualcosa del genere.

Il primato del simbolico sul reale, in pratica.

Ma ovviamente è il primato dell'immaginario sul reale perché purtroppo una cosa così per ora è solo nella mia immaginazione.

Però immagina se ad un certo punto le nazioni unite selezionassero un luogo al mondo disabitato e scelto per mettere in atto gli scontri tra quei paesi che con le diplomazie non fossero mai riusciti a trovare un accordo.

Una guerra di 1000 soldati per parte e non uno di più, con armi stabilite in partenza, e dei veri e propri arbitri internazionali.

Un'efficiente assistenza ai feriti, o addirittura usare armi non letali ma in grado di eliminare dal campo solo simbolicamente e non fisicamente gli avversari come ad esempio dei fucili a vernice.

Alla fine del conflitto ci sarebbe un tavolo con vinti e vincitori.

Accordi validi da lì per venti anni e poi semmai un nuovo torneo. Ecco.

Tutto purtroppo una grande utopia. Nella realtà per questa umanità è meglio massacrarsi realmente portando l'inferno sulla terra piuttosto che lavorare ad un sistema simbolico di guerra non cruenta del genere.

Perché questa crudeltà infinita? Perché l'umanità ha fallito nel percorso di convivere arginando la crudeltà?

Ebbene qui prendo a prestito **una frase di Freud**,

che al crepuscolo della sua vita, in uno scritto immortale per la storia dell'umanità scrisse:

"Tuttavia vorrei intrattenermi ancora un attimo sulla nostra pulsione distruttiva, meno nota di quanto richiederebbe la sua importanza.

Con un po' di speculazione ci siamo convinti che essa opera in ogni essere vivente e che la sua aspirazione è di portarlo alla rovina, di ricondurre la vita allo stato della materia inanimata.

Con tutta serietà le si addice il nome di pulsione di morte, mentre le pulsioni erotiche stanno a rappresentare gli sforzi verso la vita.

La pulsione di morte diventa pulsione distruttiva allorquando, con l'aiuto di certi organi, si rivolge all'esterno, verso gli oggetti.

L'essere vivente protegge, per così dire, la propria vita distruggendone una estranea"[5]

Qui Freud scriveva ad Einstein nel 1932, quindi ti prego di dare un contesto storico alla lettera, il quale lo interpellò domandandogli la sua opinione sul perché delle guerre e se vi fosse un modo per evitarle.

Freud di fatto diceva che per questo bisogno umano di distruggere pari almeno a quello di creare, non potrà mai soddisfarci, da un punto di vista della pulsione,

---

[5] "Perché la guerra?" , Sigmund Freud/Albert Einstein, Bollati Boringhieri, 1997.

una forma sublimata o simbolica di guerra.

In una parola: Deve esserci il sangue vero se si vuole soddisfare qualcosa (non tutto) della pulsione.

Hai capito figlio mio dov'è il fallimento dell'umanità?

Sta in questa strutturale incapacità di **elaborare realmente in modo efficace l'interazione eros/thanatos.**

Ma del resto come possiamo stupirci?

Già **Schopenhauer** in un altro bellissimo libro diceva, parlando della morte: *"...è il vero e proprio risultato, e, come tale, scopo della vita"*[6].

Ma ancora prima, con **Empedocle** quando parla degli elementi costitutivi, ovvero le radici del mondo: *"Questi elementi non cessano mai di cambiare posto continuamente, ora sono tutti uniti dall'amore in uno, ora ognuno separato dall'odio generato in lotte, finché non si uniscono nell'unità del tutto e si conformano ad esso".*

C'è dunque un'uscita da questa condanna di realizzarci solo tramite esperienze di amore/odio?

A mio parere sì e sta nella capacità di *"vivere l'istante che ci è concesso, protesi alla contemplazione di testimonianze di bellezza".*

---

[6]"Parerga e Paralipomena", Arthur Schopenhauer, Boringhieri ,1963.

*Dalla contemplazione della bellezza giunge il calore della felicità e **se si riesce davvero profondamente a ringraziare** per i frammenti di felicità che ci vengono accordati dal vivere,*

allora non avremo da recriminare nulla a nessuno.

In queste due righe c'è un concetto troppo esteso per non essere spiegato.

All'età di sedici anni, quelli che hai tu oggi, vivevo una vita tutto sommato senza pesi però non mi rendevo conto che **la bellezza l'avevo tutto intorno a me** né di possedere le vie per contemplarla.

Ero preso dalle cose piccole, se vogliamo dire così.

Ero appassionato di moto e a sedici anni **giravo con la mia moto ed in quei momenti ero felice.** Mi piaceva tutto della moto.

Amavo la sensazione di scatto e velocità, la sua estetica, l'odore dello scarico, il rumore, le vibrazioni quando la cavalcavo.

A volte d'inverno mi trovavo senza casco (non era obbligatorio) di notte in strade buie e gelide in mezzo alle campagne con un faro che illuminava a mala pena la strada **eppure ero felice.**

Se me la avessero tolta sarebbe stata una tragedia ma sta qui il punto da elaborare per ottenere la svolta che come umanità non abbiamo mai compiuto:

*non restare fermi sulla mancanza di qualcosa che non c'è più ma **riuscire a ringraziare** per averlo vissuto.*

E' anche il profondo segreto per elaborare un amore finito, o persino un lutto.

Devo riuscire a ringraziare invece di recriminare qualcosa di perduto. E' un passo che costa un'enorme fatica.

A quell'età non ero consapevole di nulla di ciò che stavo vivendo e che avrei perduto.

Quando persi queste cose che mi davano felicità come il vivere nel Paese dove ero nato, le persone a cui avevo voluto bene, la stessa moto in quanto a seguito di un incidente non volli più salirci, vissi un periodo molto triste.

La stessa fine del liceo fu un momento triste.

In fondo mi piaceva quell'ambiente conosciuto e rassicurante che era la mia classe coi miei compagni ed i miei professori.

Posso dire di aver voluto bene alla mia vita anche se con mio padre le cose non sono mai andate bene.

Eppure mentre vivevo quegli anni mi sembrava di desiderare solo di uscirne.

Volevo diventare grande, finire di studiare, lavorare e vivere indipendentemente dai miei genitori.

Non vedevo l'ora di entrare in casa di sera e potermi riposare invece di mangiar di fretta per servire dei clienti.

Eppure sebbene la fatica fu tanta furono davvero tanti anche gli attimi di felicità, di franche risate, di divertimento.

C'era la spensieratezza che è stato il dono più grande che mi hanno fatto il nonno e la nonna tramite il loro lavoro durissimo.

Avevo ciò che desiderava un ragazzo di sedici anni, appunto la moto, dei vestiti alla moda, dei soldi per divertirmi.

Ero abbastanza cercato dalle ragazze.

Potevo anche permettermi di tirarmela un po' perché alla fine loro non si facevano scoraggiare facilmente dalla mia indipendenza.

O almeno finché non mi innamorai davvero e allora lì fu diverso. Ma perché diverso?

Perché l'amore ti dà la consapevolezza di qualcosa di cui senti il bisogno. Di qualcosa che potrebbe sfuggirti. L'altro è fuori dal tuo controllo.

Ed ecco che torniamo allora al senso del possesso, all'angoscia del perdere, alla soluzione della guerra: *combattere l'altro per ottenere qualcosa che comunque sarò destinato prima o poi a perdere.*

Dove sono quegli attimi di felicità? Quella brezza sulla faccia? Dove sono finite le sensazioni dei primi baci appassionati, della scoperta dell'amore?

Ecco erano quelle le cose da non perdere. E invece, non contemplandole a dovere, mi pare di averle perse.

Oggi sebbene viva con tutte le difficoltà di uno che ha affrontato una malattia importante con relativo rallentamento del lavoro,

con tutte le difficoltà del nostro tempo martoriato da malattie e guerre cerco di non farmi guastare nulla.

Di mattina c'è un sole bellissimo da contemplare. Nessuno ha realmente qualcosa che mi appartiene.

Non andrei mai a fare la guerra a nessuno perché se riesco a scorgere un bel sorriso sul viso di una persona me lo godo tutto ma non pretendo mai di rivederlo.

Se sarà così ne sarò grato.

Se non sarà così vivrò comunque. Trovi possa essere un atteggiamento capace di scongiurare una cultura di guerra, di possesso, di thanatos?

Io credo di si. Serve tanto cammino e forse anche tanta sofferenza. Me ne rendo conto. Serve riuscire a scorgere nell'altro qualcosa che potrà davvero illuminarti solo se non sarà mai tuo.

Ascolta questo pensiero di **Krishnamurti**: *"Condividiamo, tutta l'umanità condivide, la luce del sole.*

La luce del sole non è né tua né mia.

E' l'energia dispensatrice di vita che tutti **condividiamo***.*

La bellezza di un tramonto, se lo osservi con sensibilità,

è **condivisa** *da tutti gli esseri viventi".*

Ricorda che sarai davvero speciale se capirai a fondo questo pensiero.

Non c'è alcun bisogno di possedere per condividere.

Ciò che c'è da cogliere è l'importanza del tempo che viviamo.

Ne sprechiamo moltissimo di tempo mentre miriamo a possedere. E' tempo sprecato perché qualsiasi cosa sia la lasceremo.

La perdita è insita nella nostra esistenza dalla nascita alla morte.

Quando leggi un pensiero proveniente dal sapere orientale ti prego di concentrarti più di tutto sulle parole utilizzate.

Le parole sono soppesate con grande attenzione nei saperi orientali, più che nel nostro. La parola *"**condividere**"* compare più di una volta.

E' il centro del messaggio. Il maestro filosofo qui desidera indicare che l'apertura sta nella perdita del concetto di possesso e nella **rivalutazione della condivisione come rampa verso una capacità contemplativa di bellezza.**

La luce è certamente quella del sole ma è anche la luce degli attimi di consapevolezza, altresì e non a caso chiamata **"illuminazione"** da molte correnti di filosofia orientale.

Occorre smarcarsi dall'idea che una cosa devi possederla per coglierne la bellezza. Questo è così evidente nelle crisi degli amanti in cui ci si prodiga per possedere un po' di più dell'altro più che di condividere insieme della bellezza emanata dal loro amore che come un sole può illuminare entrambi.

E c'è un raccordo importante con l'idea offerta da Lacan sull'amore. L'amore è una domanda di mancare all'altro.

Desidero sempre mancarti, cosicché io possa esser per te una continua tua ricerca. E' il contrario del possedersi.

Non mi manca nulla di ciò che possiedo. Se possiedo un oggetto spesso ne perdo persino interesse proprio perché di quell'oggetto non mi manca più nulla.

Forse, qualcosa tornerà a mancarmi quando smetterò di usarlo per un certo tempo. Non prima.

Per l'amore è la stessa cosa.

Qualcosa dell'altro deve sempre sfuggirmi e devo tendere a fare dei momenti di condivisione dei momenti di incontro.

Ecco perché nella cura psicologica di gelosie patologiche in cui il geloso pretende di possedere ogni cosa dell'altro, a partire dal suo tempo, occorre aiutarlo a comprendere che sta in realtà puntando ad ucciderlo quell'amore.

Nel possedere tutto dell'amato finirebbe per non desiderarlo più.

E' una corsa folle verso un impossibile quella di pretendere l'accorpamento dell'oggetto d'amore.

A volte ha epiloghi tragici, come puoi immaginare e leggere sui giornali perché non si è mai prodotta la consapevolezza che la condivisione, diversamente dall'amore narcisistico accorpante, è la via da percorrere.

Ora sei giovane, il tempo ti scorre davanti agli occhi e non afferri sempre gli attimi di bellezza né comprendi come sia importante coltivare la condivisione di momenti con le persone che ti emozionano.

Questa esperienza conferisce importanza alla tua esistenza perché offrendo la possibilità di cogliere quella mancanza di te all'altro e dell'altro a te potrai apprezzare l'estrema bellezza della condivisione che è la sola risposta alla domanda infinita dell'amore che è quella di mancarsi per sempre.

Ogni scelta che farai nella tua vita, sarò contento se la farai consapevole del fatto che di ciò che cercherai non vorrai mai possederlo.

Persino la vita stessa.

E ricorda anche che uomo e donna hanno modi diversi di amare.

La donna interpella molto di più l'altro dell'amore rispetto a quanto faccia l'uomo il quale tende più all'appagamento.

E questo pensa che non ha nulla a che vedere col sesso biologico di appartenenza.

E' una scelta-ad-essere quella dell'uomo o della donna.

Impara che gli stessi vincoli a cui ci ha assoggettati la natura non sono nulla a confronto della posizione che assumiamo nell'amore la quale è quella che ci definisce uomini o donne.

Questa appartenenza è il posizionamento che assumiamo nel linguaggio dell'inconscio.

Ecco dunque il collegamento con *eros e thanatos*, amore e guerra.

Quando nella tua vita sentirai di desiderare qualcosa che ti manca sarai sul solco di eros, e dell'amore.

Il segreto è assaporare la bellezza insita in quella mancanza, e se sarai uomo dovrai faticare per aprire quel canale di "percezione di bellezza" da contemplare tramite una condivisione ma non possesso.

Probabilmente te lo chiederai meno, rispetto alla tua ragazza, cosa sarai tu per lei. Invece lei se lo chiederà moltissimo rispetto a te.

E più spesso di te ci andrà in crisi su quel punto. Non le arriverà mai abbastanza questa risposta. Sarà lì il vostro punto di difficoltà.

Ascolta Ettore: in seduta da me *gli uomini* si chiedono **come mai le donne siano così complicate e tormentate** e si pongano - e poi pongano a loro - tantissime domande.

Le donne si chiedono **come facciano gli uomini a non accorgersi mai di niente, a non chiedersi nulla**, e ad esser contenti con una partita di calcetto, un po' di sesso, e qualcosa d'altro a seconda del tipo.

Ecco, ci sarà un motivo per cui riscontro queste differenze.

La donna, **molto più introspettiva e profonda, si pone dal lato della domanda.**

E' una ricercatrice di sapere.

L'uomo, **più spensierato e dedito al soddisfacimento, è un ricercatore del piacere.**

Non sarà un assoluto, bada bene, è chiaro che esistono gli uomini tormentati e le donne goderecce.

Ma in genere è meno frequente del contrario.

7 "PERCHÉ SEI SPECIALE"

Eccoci all'epilogo, caro Figlio.

Pochi giorni fa i medici mi hanno detto che la lotta contro Strunzus continua ad andare molto bene. Per fortuna.

I segni sono di una malattia non più presente. Vorrei dirti, con tutto il mistero che ciò comporta, che **il motivo sei tu e la mamma.**

Vorrei dirti che se è andata così è perché ho guardato in faccia **al mio *desiderio* di restare con voi** e basterebbe questo.

Ma non è tutto lì. E non è neanche giusto chiudere con questa semplice frase: "*vive chi davvero vuole vivere*". Non è così per tutti.

Ci sono persone che hanno avuto un enorme desiderio di vivere eppure non ce l'hanno fatta.

Posso dire che **nel mio caso pensare a voi è stato un motore fortissimo** per superare questo momento duro arrivato al termine di anni duri.

E sto ancora lottando, credimi.

Posso dire che nel mio caso per ora è bastato. Nel caso di storie di altre persone non è bastato ed io vorrei abbracciare tutti i parenti e amici di queste persone perché sono sicuro che il loro desiderio è comunque arrivato a destinazione ed ha aiutato il loro caro ad affrontare ciò che ha dovuto attraversare.

Siamo speciali proprio nella misura in cui **solo ciò che può partire da noi è in grado di rappresentare** "quella determinata cosa" per qualcuno.

Nessun altro potrebbe farlo allo stesso modo. Per me nessuno poteva dirmi e darmi quello che mi avete detto e dato tu e la mamma.

Questa è un'ode alla ricerca della propria soggettività e non rinunciare mai a perseguirla.

E' una grande avventura perseguire la propria soggettività, **imparare a mettersi al servizio del proprio *desiderio*.**

Un "**io**"al servizio del desiderio è un fiero cavaliere in perfetta armonia col suo cavallo.

Un "**io**" che voglia comandare sul desiderio è quel cavaliere che usa troppo il frustino, rabbioso e arrogante, e che poi un bel giorno, sul salto decisivo di un concorso ippico, viene disarcionato dall'animale.

Essere speciali significa mettere insieme tutte le cose che ti ho scritto in questa non corta lettera riservando un'attenzione speciale per la **Consapevolezza di sé** e delle proprie imperfezioni,

l'Amore per queste ultime e la capacità di riderne, La tendenza a Condividere e non a possedere,

e la Gratitudine per la Bellezza che si riceve.

Aggiungo un altro elemento alla ricetta: **l'umiltà**.

Quella vera e non quella ostentata.

Io so che in questa lettera ti ho offerto più contraddizioni che verità. E se tu avrai modo di coglierle e trovare da te la via più vicina a come pensi e vivi, allora sarà servito.

L'umile è chi ne sa abbastanza da offrire all'altro il modo di esplicare meglio il proprio sapere.

Ricordi quando ti ho parlato del covid e della guerra? Ecco, rispetto a questi due temi siamo stati invasi letteralmente da persone non-umili per definizione.

C'è stato uno schierarsi deciso su posizioni talmente di parte; poi infrante clamorosamente sui fatti quasi sempre: da diventare arroganza pura.

Siamo stati invasi da esperti che hanno preso farfalle su farfalle da entrambe le parti.

Su un punto però come ti ho detto c'è stata una differenza: alcuni hanno voluto imporre ad altri il loro modo di risolvere la cosa, quando risolutiva non lo è stata affatto.

Mentre scrivo questa malattia fa ancora morti e ricoverati negli ospedali ed è un dato di fatto che non sappiamo se saremmo qui o dove saremmo senza i vaccini.

Potremmo essere ad una situazione peggiore o no, non si sa di fatto.

Sappiamo che altri Paesi non hanno adottato queste misure e non sono stati cancellati dalla faccia della terra.

Sulla guerra è la stessa cosa: alcuni imporranno ad altri linee risolutive che riterranno più valide.

Ed è qui che ti auguro di trovare una dimensione un po' distaccata dalla "cosa pubblica" di questo mondo man mano che crescerai.

Il mio augurio è che **tu possa trovare un piccolo equilibrio tuo con le persone amate senza aspettarti nulla di realmente risolutivo dal mondo** istituzionale che hai intorno a te.

Soprattutto nel nostro Paese.

Il nostro è un Paese dove un sacco di persone sono state eliminate perché il loro lavoro metteva a rischio gli affari di organizzazioni che probabilmente hanno contorni ben più vasti di quelli che pensiamo.

Penso alla morte di Mattei, di Aldo Moro, dei giudici Falcone e Borsellino.

Noi come popolo avremmo dovuto pretendere dei viscerali cambiamenti dopo questi fatti tragici e invece siamo solo andati avanti.

Ora credo che le trame criminali si siano ancora rafforzate e la dimostrazione di questo è che la politica non è mai riuscita a combattere i privilegi difendendo gli interessi del popolo.

Non ci credo più all'incapacità, non credo nemmeno all'ignoranza dei nostri rappresentanti della politica.

Penso semplicemente che si siano prestati a mettere in atto dei disegni scellerati sull'onda di interessi e politiche portate avanti anche a livello internazionale.

Non potrò mai dimenticare **la speculazione che ci fu durante il passaggio alla moneta unica europea.**

Ricordo così bene che in pochissimo tempo un caffè che costava mille lire arrivò a costare un euro.

Ricordo che una casa che costava cento milioni di lire arrivò a costare centomila euro nel giro di forse due anni.

Il valore simbolico percepito del denaro divenne subito molto diverso dal suo valore reale.

Siamo caduti nelle mani di speculatori le cui gesta sono state raccontate da anni di giornalismo di inchiesta che poche volte ha portato a reali provvedimenti giuridici.

E' per questo che con dolore ti dico di non aspettarti un mondo giusto. Lavora ad un mondo sostenibile per te, possibilmente in un Paese davvero civile dove "civiltà" si declina in primis come "coscienza di popolo".

Il prezzo, se non farai così, potrebbe esser quello di soffrirne tantissimo come è successo a me,

soprattutto quando mi sono impegnato in passato per cambiare delle cose.

Non ti dico di non votare o fare l'eremita.

Non ti dico di rinunciare ad ogni forma di impegno civile.

Ti dico di non aspettarti mai troppo da queste cose perché se lo farai ne uscirai malconcio. O peggio.

Il tuo tempo merita di essere impiegato per cose che ti diano serenità e non frustrazione.

Cerca un angolo dove poter fare il tuo lavoro che possa essere una goccia in un mare buono, ma non pretendere di formare delle cascate che vadano a ribaltare lo stato delle cose perché è un gioco molto pericoloso e purtroppo chi lo ha fatto non ha ottenuto nulla di realmente rivoluzionario.

L'essere umano non pone il desiderio di pacifica e planetaria convivenza al vertice dei suoi interessi.

Esso pone il principio narcisista dell'affermazione di sé. La pulsione di Morte, come diceva Freud, è una potenza troppo grande e dominante.

Distruggere è più semplice ed immediato rispetto al costruire. Sii capace almeno tu di rinunciare a questa pulsione e, come ti dicevo, preferisci la condivisione al possesso.

C'è ancora una cosa di cui vorrei parlarti.

Si tratta del "lavoro" e di cosa ti auguro rispetto a questo punto.

Io faccio lo psicologo da tanti anni, ed il mio lavoro consiste nell'aiutare le persone a vivere meglio con se stesse.

Il mio lavoro parte da un assioma: **se lavori su di te potrai dare un senso diverso alla vita che vivi**.

E' il concetto secondo cui "**la soluzione sta in te, occorre trovarla**".

Bene. Negli ultimi anni, con tutte le cose che accadono, mi sono sempre più reso conto che questo cercare in te la soluzione sia limitativo come discorso.

Occorre davvero esser capaci di svolgere una rivoluzione dentro di sé per cambiare radicalmente l'esito degli eventi che ci toccano.

Quando una persona perde il lavoro e non riesce in nessun modo a trovarne un altro ha ben poco da ricercare dentro di sé la soluzione ai suoi problemi.

Primo perché non ha più risorse per farsi aiutare, secondo perché viene attaccato ai pilastri della sua sussistenza come soggetto.

Non vede in nessun modo una via di uscita.

Ebbene in casi così estremi, che mi è capitato di ascoltare sempre di più in questi anni, credo che o si riesce a ricevere un aiuto dall'ambiente che hai intorno oppure non se ne esce.

Ed è per questo che ti dico con tutto il cuore: ***cerca un Paese civile dove vivere.***

Non è possibile vedere la riduzione di spese sociali e sanitarie ed assistere all'aumento di spese militari.

Non è davvero possibile.

Ma la cosa che fa più male è che il popolo non si ribella a questa logica. Diventa allora importante studiare delle lingue straniere perché avere modo di spostarsi nel pieno diritto di vivere in un Paese civile è assolutamente un punto cruciale.

Inglese, francese e spagnolo sono le lingue che spero tu possa imparare benissimo nella tua vita perché ti aprono a decine di paesi in cui, almeno inizialmente, potresti spostarti per **vivere una vita degna a cui hai pieno diritto!**

Non restare in un paese dove quei pochi che davvero protestano si prendono le manganellate sulla fronte.

E da chi vengono ordinate queste manganellate?

Spesso da quei signori che si vendono come i difensori delle libertà.

Da padre non posso spronarti a batterti sempre per degli ideali che abbiamo visto soccombere! Salvati! **Esci da queste logiche dello scontro.**

Cerca nel lavoro una tua realizzazione e dedicatici con slancio e passione come ho fatto io, per esempio.

Ma **fallo laddove ci siano speranze di tessere un mondo sociale equo e giusto.** Non più qui in Italia, nel "nostro"Paese.

Questo è un Paese che non ha fatto i conti con i fascismi ed i razzismi veri, con i sostenitori di mondi profondamente ignoranti e ingiusti.

Siamo strapieni di retorica e prepotenza.

Abbiamo gente che si arroga il diritto di dire come altri dovrebbero amare o vestirsi o pregare. Non siamo nemmeno stati capaci di pretendere davvero uno Stato laico.

Coltiva una tua passione che si possa trasferire in un lavoro e portala sempre avanti, difendila, perché il lavoro è un pilastro della tua sussistenza e deve esser svolto con grande slancio.

Ma il lavoro, e questa è una cosa davvero importante, è anche **un dono che fai al mondo in cui vivi.**

Lo merita questo dono un mondo che se ti trovi in difficoltà riesce solo a schiacciarti la testa nel fango ancora più con forza?

Ci sono giovani che si laureano col massimo dei voti e poi per lavorare devono andare all'estero. Domandati il perché.

E poi domandati perché tanti non tornano indietro. Perché sentono che questo Paese non merita che lo facciano.

Pagare fatica e soldi per anni per laurearsi, pesare sulle spalle di famiglie anche umili per poi ritrovarsi a dover emigrare per realizzarsi quando siamo uno dei Paesi col più grande spreco di risorse pubbliche che finiscono nelle tasche delle cosche mafiose e criminali.

Ebbene, te lo dico: se nessun movimento politico, nessuna rivoluzione, nessuna battaglia frontale hanno portato a dei risultati apprezzabili allora è arrivato il momento che io come padre te lo dica:

dona la passione che infondi nel tuo lavoro ad un mondo che si meriti di accoglierla.

Questa lettera che ti scrivo è un attestato d'amore per te ma è anche un manifesto per tanti tuoi coetanei:

se non ascolterete una politica diversa, che sappia parlare di sogni, e con amore nelle parole, andate via perché mai nessun grande traguardo sociale è stato raggiunto se non si è saputo parlare di un grande sogno coltivato nel cuore di chi lo ha pronunciato.

E penso a Kennedy, a Castro, a Guevara, anche a Gorbachov.

Persone che avevano in mente degli scenari diversi da quelli in cui erano cresciuti.

Hanno saputo trasmettere il loro sogno.

Ci hanno poi pensato altri ad infrangerlo, ma per un certo tempo **i loro risultati sono stati realtà**.

Solo se risentirai delle persone così potrai pensare che il tuo lavoro appassionato sia ben speso nel luogo in cui vivi. Se non succede, vai via. Più lontano che puoi.

Caro figlio, Ettore mio,

quando ho iniziato a scriverti non sapevo nemmeno se sarei arrivato alla fine.

Ti ho detto tante cose e forse nessuna davvero fondamentale ma quello che volevo fare era **spiegarti perché tu, proprio tu, sei speciale.**

Ti ho detto che **questo vissuto deve partire da te e da un grande rispetto che devi nutrire per la tua persona.**

Tu hai diritto al meglio che si possa chiedere in virtù del grande dono di passione che puoi riservare a questo mondo.

Non hai nessun obbligo di restare esposto a questa colata di aggressività, ignoranza e prepotenza a cui siamo esposti.

Non hai nessun obbligo di sorbirti tanta falsità e putrescente arroganza.

L'unico obbligo che hai **è quello di tendere sempre alla tua felicità** che si esprime dando voce e atto **a ciò che realmente desideri**.

Per me infatti la definizione di felicità è tanto banale e semplice: *"l'istante in cui si coglie la realizzazione di un desiderio"*.

Se il tuo desiderio sarà quello di non smettere mai di desiderare, allora sarai felice sempre.

Tuo padre.

RINGRAZIAMENTI

Desidero Ringraziare Michele Marino per il lavoro di editing; perché questo libro deve molto ai suoi consigli ed alla sua pazienza.

Ringrazio l'editore Giovanni Cona per aver creduto in questo lavoro, averlo prodotto e spronato, e per averlo atteso senza mai fare alcuna pressione"

INDICE

GRAZIE

Caro lettore,

Ti ringraziamo per aver acquistato questo libro.

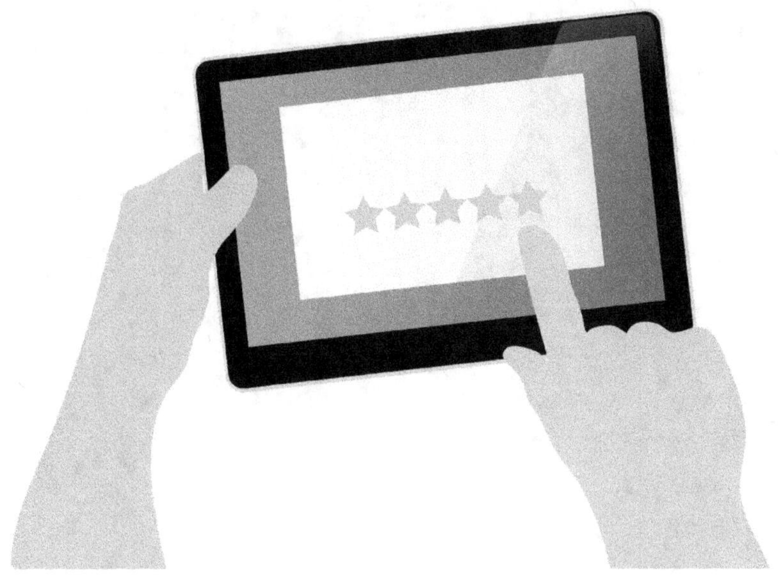

Tutto quello che ti chiediamo è di **inserire una recensione di questo libro**, *sperando che tu ti sia trovato bene.*

Le recensioni aiutano a far conoscere i nostri libri.

Teniamoci in contatto!

<https://www.facebook.com/Conaeditore>

conagio@gmail.com

CONSIGLIATI

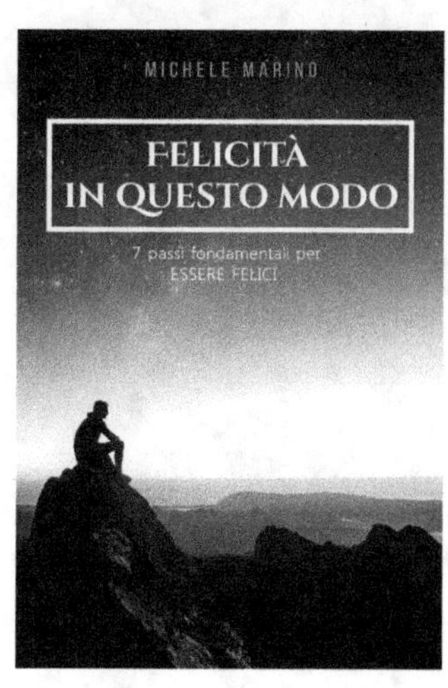

"Felicità in questo modo;
7 passi fondamentali
per essere felici "

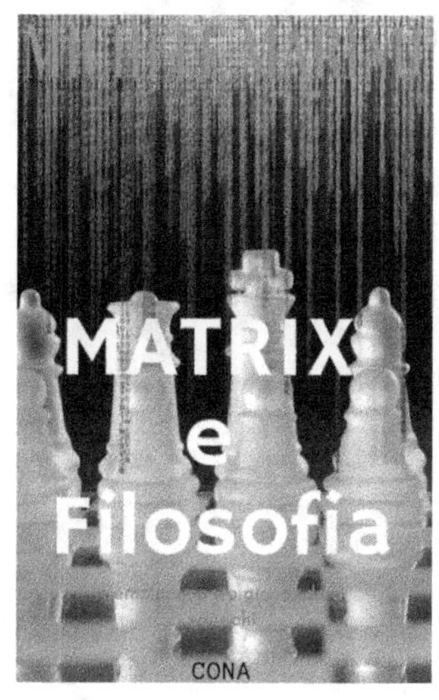

"Matrix e Filosofia;
Semplicemente giocando
a scacchi"